非呼吸器科医へささげる

呼吸器診療に恐怖を感じなくなる本

倉原 優

Kinpodo

はじめに

いつだったか、同期の非呼吸器科医にこんなことを言われました。

「ねぇねぇ、肺がんの治療って今どうなってんの？」

私は、遺伝子変異の話や免疫チェックポイント阻害剤の話をしましたが、「ちがうよ、もっと簡単にザックリ教えて欲しいんだよ」と言われました。彼の話をよくよく聞いてみると、そもそも肺がん治療の基本を知らないから、呼吸器内科医向けの医学書を読んで勉強してもまったく頭に入ってこないとのこと。

確かにそうです。私も、消化器系のがんの治療レジメンなんてほとんど分かりません。エビデンスまで知る必要はないと思いますが、ザックリと知っておきたいという思いはあります。

この一件があってから、私は「他科のドクターのために分かりやすく書いてくれる導入本があればいいのになぁ」という思いをずっと持っていました。

金芳堂からこの書籍のアイディアをいただいたとき、非呼吸器科医のために分かりやすい本を書こうと決意しました。

この本は一応医学書なんですけど、私は、堅苦しい医学書って実はあまり好きじゃないんですよね。だからこそ、ぱるもん先生とひっこ先生に協力してもらって、できるだけ面白おかしく書いてみました。ひっこ先生は婚活中という設定なんですが、女医陣から「このキャラって、世間的に大丈夫なんですかね」と不安の

声もあがりました。しかし、筆者のわがままで、ひっこ先生の設定を押し通しました。

あまり堅苦しく書いていないので、呼吸器内科についてちょっと知っておきたいと思っている研修医や看護師も興味深く読んでもらえると確信しています。

"非呼吸器科医のドクターたちよ、呼吸器内科など恐るるに足らず！"

執筆にあたり尽力いただきました金芳堂の一堂芳恵様に心より感謝申し上げます。いつも私にパワーをくれる妻の実佳子、長男の直人、次男の恵太もありがとう。

2018年2月

倉原　優

目　次

1　胸部画像編

Question　胸部レントゲン写真の読影で，非呼吸器科医が陥る落とし穴を教えて下さい。 …………………………………………… 4

Question　胸部 CT を撮影するタイミングがわかりません。 ………… 10

2　対症療法編

Question　病棟での酸素療法の約束指示はどうしたらよいでしょうか？ ………………………………………………………… 16

Question　とりあえず一番効く去痰薬を教えて下さい。 ……………… 22

Question　とりあえず一番効く鎮咳薬を教えて下さい。 ……………… 28

Question　非呼吸器科医は慢性咳嗽をどう診ればいいのですか？　最低限でよいので教えて下さい。 ………………………………… 34

3　肺炎編

Question　結局，市中肺炎の治療は現在何が推奨されているのですか？ ………………………………………………………… 42

Question　誤嚥性肺炎の抗菌薬はユナシン®-S かゾシン®でよいですか？ ………………………………………………………… 46

Question　誤嚥がひどいけど，「ご飯が食べたい」と言う患者さんはどうすればよいですか？ ………………………………… 52

Question　成人に対するニューモバックス®とプレベナー®の使い分けが分かりません。 ………………………………………… 58

4　抗酸菌編

Question　肺結核をいつ疑えばよいですか？ ………………………… 64

Question　喀痰から非結核性抗酸菌が出たら，どうしたらよいですか？ ………………………………………………………… 70

Question 結核・非結核性抗酸菌症のような陰影が肺にあるけど，喀痰検査で異常がない患者さんはどうすればよいですか？ ········ 76

Question 絶対肺結核だと思うような陰影だけど喀痰検査は陰性，どうしたらよい？ ················ 80

Question 肺に少しカゲがある80歳男性，クォンティフェロン陽性！結核ですね！ ················ 84

Question 肺に少しカゲがある75歳女性に生物学的製剤を始めたいです。肺結核や非結核性抗酸菌症は大丈夫ですか？ ········ 88

5　閉塞性肺疾患編

Question 喘息と咳喘息の違いを誰でも分かるように教えて欲しい。
················ 96

Question 問診や身体所見だけで喘息の診断をしてはいけないのですか？
················ 100

Question いまの喘息治療のスタンダードを教えて下さい。 ········ 106

Question たばこを吸っている人の息切れはCOPDですか？ ······ 112

Question いまのCOPD治療のスタンダードを教えて下さい。 ··· 116

Question シンプルで使いやすくて間違いのない合格点の吸入薬を教えて欲しいです。 ················ 124

6　肺がん編

Question いまの肺がん治療は，簡単に書くとどういう感じですか？
················ 130

Question 免疫チェックポイント阻害剤使用中に間質性肺炎になったら？
················ 134

7　間質性肺炎編

Question 結局，間質性肺炎とは何なのか？分かりやすく教えて欲しい。
················ 140

Question 間質性肺炎をどう管理してよいか分からないです。 ······ 146

Question 間質性肺炎の治療はステロイドでよいですか？ ········· 150

Question　メトトレキサート内服中の関節リウマチ患者の肺炎は薬剤性肺障害ですか？ ……………………………………………… 154

8 その他

Question　気管支拡張症にマクロライド系抗菌薬はダメなのですか？
………………………………………………………………… 164
Question　胸水は全例，呼吸器内科に紹介してよいですか？ ……… 170
Question　肺にカゲが出たら，とりあえず呼吸器内科に紹介してよいですか？ ……………………………………………………… 174
Question　肺に陰影があったら，呼吸器内科で診断ができるんですよね？
………………………………………………………………… 180
Question　血痰が出たらあわてるべきですか？ ………………………… 186

索　引 ………………………………………………………… 193

▶コラム
1：呼吸器科医は低い SpO₂ に慣れている ………………… 21
2：呼吸器科？　循環器科？ ………………………………… 27
3：喫煙率の一番低い診療科，一番高い診療科 ………… 39
4：呼吸器科と緩和ケア科 …………………………………… 57
5：「上肺野」，「上葉」の使い分け ………………………… 75
6：あなたの診療科のヒポクラテス症候群は？ ………… 99
7：吸ったら息を止める ……………………………………… 123
8：トロトロの胸水 …………………………………………… 138
9：「変化なし」の連続が見逃しの原因になるかも？ …… 185

「どうも，非呼吸器科医です。非呼吸器だから，ひっこ先生と呼んでください。呼吸器内科が苦手な30代独身女性ジェネラリストです，結婚相手募集中です！ イケメンが大好きです！」

「はい，呼吸器内科医です。三度のメシより呼吸器内科が大好きです。Pulmonaryなのでドクターぱるもんと呼んでください。40代既婚男性，勝ち組です！ ワイルドなまゆげがトレンドマークのチョイわるドクターです。」

「それにしても，我々のネーミングやキャラ設定，こんなのでいいんですか？」

「いいんだよ！ 最近はこういう工夫をこらさないと，誰も医学書を読んでくれない世知辛いヨノナカなのだ！」

「私は総合診療科医なのですが，呼吸器系の主訴や異常を訴えて来院する患者さんって外来で結構多いんですよね。どう対応してよいのか困ることが結構多くて……。」

「呼吸器系ってつかみどころがなくて，いつコンサルトしたらいいか分かりにくいよね。一部では"広くて浅い診療科"なんて呼ばれてるけど……。なに，広くて浅い人間，オレと一緒だと？ ほっとけ！」

「ぱるもん先生はこんな中途半端なノリで一冊行くつもりですか……。この本では，聞きたくても聞けない呼吸器診療のコツや知識を，キレイゴトを抜きにしてぶっちゃけてもらいたいと思います。」

「出世していつか年収2,000万円になりたいので，セクハラ発言だけは避けたいと思います，どうぞヨロシク！」

1

胸部画像編

Question

胸部レントゲン写真の読影で，非呼吸器科医が陥る落とし穴を教えて下さい。

Answer

一番多いのは，過剰に所見をとることです。
クリティカルな見逃しをしなければ問題ありません。

「この間，後輩のイケメンドクターに『胸部レントゲン写真の読影の落とし穴を教えてくれ』って言われたんですよ。私の教えられるノウハウなんて，ドロドロの恋愛関係くらいですよ。」

「…………へ，へぇ。でも，教えてあげたらいいじゃない。イケメンドクターと仲良くなって，結婚できるかもしれないよ。」

「イヤですよ，医者同士って離婚率高いんですよ※。私はドラマ撮影に病院にやってきたイケメン俳優とLINEを交換して結婚するという野望があるんですよ。」

「…………何も言うまい。」

「で，胸部レントゲン写真の件。」

「はいはい，ええと……，非呼吸器科医が読影する胸部レントゲン写真はどちらかと言えば過剰診断が多いんだ。見逃し例ってそんなに多くなくて，自信のつきはじめた呼吸器内科医よりも，胸部レントゲンの落とし穴を学びたいと言っている非呼吸器科医の方が，実はしっかり読影できたりする。」

※しかし，医療従事者の中で，医師がとりわけ離婚率が高いというわけではない[1]。

1．胸部画像編

胸部レントゲン写真は読めなくてもいい？

　胸部レントゲン写真の読影について記した医学書はゴマンとあります。いや，そんなにないか。え？　ゴマンは五万という意味じゃない？　あ，そうなの。巨万が語源なの，へー，勉強になりました，ありがとうございます。

　紀伊國屋書店でもジュンク堂でもいいので，医学書の売り場を見て下さい。え？　本屋がない？　都会に行きなさい，都会に！学会会場にも置いてありますから！

　医学書のコーナーでは，放射線関係の本のところには人気の読影本が置いてあるはずです。呼吸器科医なら胸部レントゲン写真の本を手に取って「買おうかな～どうしようかな～」と迷うことがありますが，非呼吸器科医はそんなモン手にすら取りません。

　なぜなら，胸部レントゲン写真がわからなければ放射線科医や呼吸器内科医に診てもらったらよいし，別に毎日胸部レントゲン写真を読影するワケじゃない。だから，ザックリと異常のあるなしがわかればそれでイイ，という考えを持っている人が多いからです。

　餅は餅屋，肺は肺屋ということです。

　私は，この考え方は間違っていないと思います。私だって消化器内視鏡の本なんて，8割がたチンプンカンプンですからね。

次の写真，読めますか？

　ただ，胸部レントゲン写真はあまりにもベーシックです。血液検査の白血球やCRPと同じくらい実臨床に広く普及しています。そのため，非呼吸器科医とて**"ある程度"**は読めないと困るシロモノでもあります。

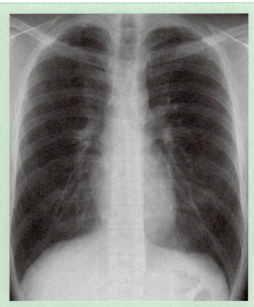
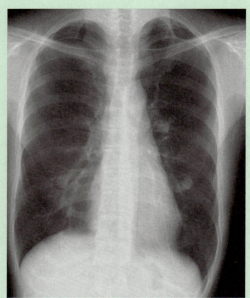

図1 上：35歳男性の胸部レントゲン写真，下：45歳女性の胸部レントゲン写真

さっそくですが，**図1**の男女の胸部レントゲン写真を読影してみてください。どこに異常があるか分かりますか？

上の男性の写真，少し左下肺野に線状影がみえますか？　下の女性の写真，左右の肺野にクリっとした結節影がみえますか？

そう，そういう異常を指摘できればよい，それが非呼吸器内科医の胸部レントゲン写真の読影の基本ですよね。

実は……

さて，今異常があると答えた2枚の胸部レントゲン写真，これらはほとんど異常所見のない健康な男女の写真なのです。ほぼ正常です。

そんなバカな！　確かに陰影があるじゃないか，いくら呼吸器内科医だからってウソついたらあかんぞ，ウソは。この本，捨てたるぞ！　いやいや，ちょっと待ってくださいよ，せめて捨てるんじゃなくてブックオフに売ってくださいよ。

実は胸部レントゲン写真というのは白黒テレビで色をあてるようなもので，胸部CTを撮影しないとその真の色がわからないというデメリットがあります。そのため，たとえ放射線科医が「ここに異常陰影がある」と指摘しても，胸部CTを撮影してみたら何もなかった，ということがザラにあるのです。

過剰診断はOK，取りこぼしはNG

　非呼吸器科医が胸部レントゲン写真を読影する上で最も多い誤りは，過剰診断です。肋骨と肋骨の重なり，肋骨と血管の重なり，血管と血管の重なり，乳頭，pericardial fat（心臓周囲の脂肪），そういったものを異常陰影と誤認してしまうのです。

　さきほどの2枚の写真はどうでしょう。上の写真は肺動脈（A6）と気管支を一緒に見ているので何となく索状影っぽく見えてしまう，下の写真は両側にある乳頭が結節のように見えてしまっているのです。特に痩せ型で胸が小さい女性の場合，乳房とともに乳頭が下に落ちてきませんから，乳頭が思ったよりも上に目立って見えることがあるのです。

　私は，胸部レントゲン写真の診断において過剰に所見をとることは何ら問題とは思いません。一番よくないのは所見の取りこぼしです。見逃しやすいのは，骨や血管と重なっている部位です（図2）。ただし，明らかに腫瘤があるのに正常なんて読影したら，医師免許が飛んでいくかもしれません。「この胸部レントゲン写真，何かおかしいな」と思ったら放射線科医や呼吸器科医に相談するもよし，敷居を下げて胸部CTを撮影してもよし。

　私の勤務している病院は主に呼吸器疾患を扱う高度専門病院ですが，他の診療科から「胸部異常陰影」として紹介されるケースの中には，肋骨と肋骨が重なった部分が結節に見えるものだったり，pericardial fatが肺がんのように見えるものだったり，中葉舌区の血管影が肺炎に見えるものだったり，pseudo-abnormalな症例がわんさか存在します。

1. 胸部画像編

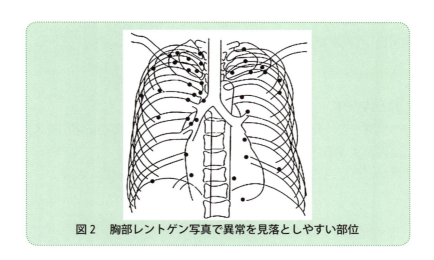

図2　胸部レントゲン写真で異常を見落としやすい部位

読めなくてもいい，感じることができれば

　呼吸器科医は，pseudo-abnormalをnormalと診断し，pseudo-normalをabnormalと診断する能力が求められます。しかし，非呼吸器科医は，目の前の胸部レントゲン写真にabnormalのニオイを感じる，ただそれだけのレベルでも問題ないと思います。もちろん余力がある方は，しっかりと胸部レントゲン写真の読影について勉強すべきでしょうが，全員が全員そんな時間を割けませんしね。

(参考文献)
1) Ly DP, et al. Divorce among physicians and other healthcare professionals in the United States: analysis of census survey data. BMJ. 2015 Feb 18; 350: h706.

Question

胸部CT写真を撮影するタイミングがわかりません。

Answer

肺の異常を強く疑っているのに胸部レントゲン写真が正常に見えた時に撮影するのがセオリーです。
正常かどうか自信がないときにも，撮影してよいと思います。

「この間，後輩のイケメンドクターから『胸部CT写真を撮影するタイミングがわからない』って相談されたんです。」

「イケメンドクターの話ばっかりじゃないか！　面食いなのか，君は。」

「ち，ちがいますよ！　菅田将暉みたいな顔立ちが好きなだけですよ！　もちろん，塩顔男子もウェルカムですよ！」

「…………何も言うまい。」

「――で，胸部CT写真。」

「はいはい，個人的には非呼吸器科医では，ある程度胸部CT写真の撮影閾値を下げてもよいと思っている。前項でも書いたけど，胸部レントゲン写真では異常がないと断言できる自信が持てないからだ。」

1．胸部画像編

胸部CT写真撮影のタテマエ

　胸部CT写真を撮影しても，レセプトで認められる病名がないと査定されることがあります。そのため，胸部レントゲン写真を撮影すらしていないけど，スンマセンとりあえず撮影しました，ではまかり通らないこともあるのです。

　そのため，**胸部CT写真は基本的に胸部レントゲン写真の後に行う精査である**という原則を覚えておく必要があります。胸部CT写真だけ撮影して，「あんさん，それは不要な検査でっせ」とスッパリ査定されるケースもあります。

　以下，医学的な面に話を絞ります。

ホンネのところ

　数日前から喉が痛くてゲホゲホと咳をしている80歳男性が来院しました。胸部レントゲン写真を撮影しても肺炎像ははっきりしない※。血液検査では白血球10,000/μL，CRP 2.0mg/dLと派手ではないけれどビミョーな結果だったとしましょう。

　ここで以下の選択肢が挙げられます。

　　※ちなみに気道症状と発熱がある集団で，胸部レントゲン写真をルーチンに行うことは，推奨されていません。

　　1．咽頭痛があるので，かぜ症候群として対応する
　　2．臨床的に肺炎を疑い胸部CT写真を撮影する
　　3．下気道感染症として抗菌薬を処方する

　ケースバイケースですが，1で失敗するとトラブルになりかねないし，3と答えたいところだけど今の時代いきなり抗菌薬処方なんてダメだろう，だからまずは2が落としどころだろう，そう考える人もいるでしょうか。ちなみに，私は1を選ぶかもしれません。非呼吸器科医だと，3を選んでしまう人も多いかもしれません。

11

対応に迷ったら胸部CT写真，でOK

　胸部CT写真を撮影してしまうとその場で読影しなければいけませんが，分からなければ放射線科医か呼吸器科医にコンサルトすればよいので，こういう対応に迷うケースでは胸部CT写真を撮影しても悪くないでしょう。即日放射線科医の読影レポートがつく病院なら，閾値を下げて撮影してもよいかもしれません。

　逆に，明らかに胸部レントゲン写真で肺炎像があるのに胸部CT写真を追加する意味はありません。無駄な検査です。肺炎に見える肺がん，ということもあるのでまったく無駄というワケではないのですが，それは結果論。まれなシマウマ疾患を積極的に探しに行くのは呼吸器専門医だけで十分です。

胸部CT写真が必要なのは

　大腸がんなどの呼吸器系以外の悪性腫瘍の転移検索のため，胸部レントゲン写真や胸部CT写真を撮影することもあるかと思います。ただ，転移をさがす場合，むしろ胸部レントゲン写真はほとんど役に立ちません。早期発見のためには胸部CT写真が必要だと断言できます。

　なぜなら，胸部レントゲン写真は「ダマシ」が多く，一体どこに微小な転移巣があるのか同定しにくいからです。胸部CT写真なら，薄いスライス厚であれば微小な転移巣は比較的早期に見つけることができます。

　戒めのために，胸部レントゲン写真ではほとんど正常に見えるのに，胸部CT写真で肺がんが観察された女性の胸部画像を提示します（**図1**）。こういう症例を何度も経験していると，「もう見逃したくない！」と保守的になるドクターが増えて，胸部CT写真の撮影閾値も下がって来るんですよね……。

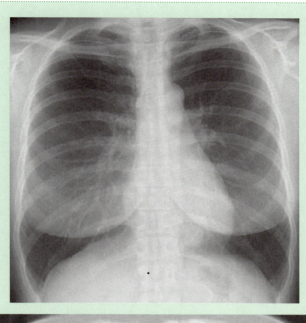
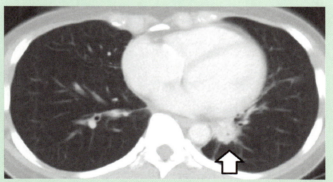

図1 胸部レントゲン写真（上）では脊柱近傍に結節影があるが，胸部CT写真（下）を撮影しないと引っかけられない医師が多い，難症例。

2

対症療法編

Question
病棟での酸素療法の約束指示はどうしたらよいでしょうか？

Answer
「SpO_2 88〜96%の維持」が無難です。
「マスク5L/分以上でドクターコール」などの安全策も考慮してもよいでしょう。

「私の所属する総合診療科には肺炎の患者さんが結構入院してくるんですけど，酸素の約束指示って患者さんごとに決めるべきか，病院で1つのものに決めちゃうか，迷ってしまいます。」

「ルールを決めてしまうのは悪くない．しかし全ての人がそれで恩恵を受けられるわけではない。」

「ぱるもん先生，なんかカッコイイ………気がする。」

「キリッ！(｀・ω・´)」

SpO$_2$ 90%神話

　非呼吸器科医の方々は，「経皮的酸素飽和度（SpO$_2$）は90%以上を維持すること」が正しいことだと教えられてきたかもしれません。しかし，「いやいや動脈血二酸化炭素分圧（PaCO$_2$）が貯留するかもしれないんだから，患者さんの肺の状態を考えながら個々に対応……ウンヌンカンヌン」と隣に座った呼吸器内科医が講釈をたれてくることもあるでしょう。

　これに関しては，ウザイかもしれないけど呼吸器内科医の意見が正論です。

　ケースバイケースで対応する，というのが正論ではありますが，非呼吸器科医がそんな酸素指示の細かいところを理解していてはキリがありません。そのため，「SpO$_2$ 90%以上を維持」という約束指示が全国の非呼吸器病棟でまかり通っているのが現状です。

　これを「SpO$_2$ 90%神話」と私は呼んでいます。別に神々が登場するわけでも何でもないんですけど。

　この90%の指示でも，9割がた問題ないでしょう。しかし，上限なしの青天井約束指示ほどおそろしいものはなく，COPD増悪でこの約束指示を出しておくと，リザーバーマスク10LでSpO$_2$ 100%のCO$_2$ナルコーシスを惹起してしまうリスクがあります。

　私のような白髪混じりのくたびれたベテランの呼吸器科医は，つらい思い出を背負っている人が多く，「二度とあんな思いはしたくない」と常日頃からCO$_2$ナルコーシスを意識しています。一方，非呼吸器科医で，トラウマになるほど重篤なCO$_2$ナルコーシスを経験した人はそう多くないでしょう。

CO$_2$ナルコーシスって？

　釈迦に説法ですが，CO$_2$ナルコーシスについて補足しておきます。実臨床ではCOPDの患者さんに気を付ければよいと思います。

COPDのような閉塞性肺疾患の場合，体の二酸化炭素量の割合（$PaCO_2$）がもともと多いため，「二酸化炭素が増えた！　しんどいので呼吸をしよう！」というドライブがうまくはたらきません。そのため，低酸素血症が呼吸ドライバーになっているのです。

　COPD増悪に対して大量の酸素が投与されると，「酸素はたくさんあるから，もうワシャ大丈夫じゃ」と呼吸を抑制する方向にはたらいてしまいます。これによって呼吸が抑制され，さらなる低酸素血症と呼吸性アシドーシスの進行を招くというわけです。

SpO_2の約束指示はこれでOK

　この患者さんは基礎疾患にCOPDがあるからSpO_2の約束指示はこうこうで…………とオーダーメイドの指示を出すのが理想的ですが，非呼吸器科医にそこまでの匙加減は難しいように思います。そのため，重要なのは以下の2点です。

> 1．SpO_2の上限を決める
> 2．SpO_2の下限を少し甘めに設定する

　たとえば「SpO_2 88〜96％の維持」という約束指示を出したとしましょう。おいおいちょっと待てよ，SpO_2が90％を下回ったらダメなんだろ，昔ならったぜ。そんな意見が出てくるかもしれません。

　確かにSpO_2 90％を下回り続けると体にはよくありませんが，一時的な肺炎ごときでSpO_2 90％が死亡率をわかつ分水嶺になるワケではありません。そのため，少々甘めに設定したから死亡リスクが上がるとかそういうものではないのです。

　上限を96％としたのは，ナースサイドに上限があることを意識してもらわないと青天井に酸素療法がアップされていくからです。かといって94％を上限に設定すると，許容幅が少なくなってナースも微調整がタイヘンな思いをするので，せめて8％くらいは幅

を作って指示を出してください。

　もしもう１つ保険をかけるならば，「マスク5L/分以上が必要なとき，ドクターコール」などの安全策を設けておくことでしょうか。

オキシマスク™

　最近は，マスクといっても普通のマスクだけでなくオキシマスク™という特殊なマスク（**図1**）も登場していますので，病院に置いてあるマスクは確認しておきましょう。

　オキシマスク™はマスクに大きな穴があいています。こんな大きな穴が空いていたら，酸素が逃げちゃうじゃないか！　という意見も出そうですが，実はこの穴がCO_2ナルコーシスの予防になる可能性があります。

　実は，呼気が抜けやすくCO_2を再呼吸しにくいのです[1]。意外や意外，低流量でも酸素濃度が確保出来るというスグレモノ。通常のマスクだと5L/分以上の流量がないと有効な吸入酸素濃度が得られませんが，オキシマスク™は，5L/分以下の低流量でもよいのです。

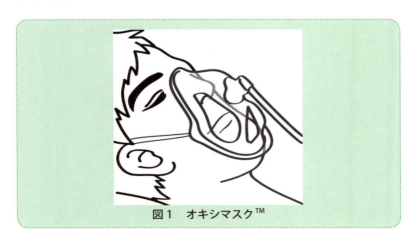

図1　オキシマスク™

学者ではないので物理学的に証明する知識はできませんが，穴が空いていても効率的に酸素を気道に送り込めるデザインになっているようです。

（参考文献）

1 ）Lamb K, et al. Southmedic OxyMask（TM）compared with the Hudson RCI® Non-Rebreather Mask™ : Safety and performance comparison. Can J Respir Ther. 2016 Winter; 52（1）: 13-15.

▶コラム1：呼吸器科医は低いSpO₂に慣れている

　特発性肺線維症という，慢性呼吸器疾患の患者さんがいました。労作時に大きくSpO₂が低下するので，在宅酸素療法を導入されているのですが，関節リウマチを発症して他の病院の膠原病科にも通院することになりました。

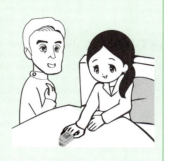

　ある日，その膠原病科のドクターから直通で電話がかかってきました。

「S，SpO₂が85％しかないんですが，大丈夫でしょうか！胸部画像検査をこちらでさせていただきましょうか！？」

　この患者さん，待合室から診察室に動くだけでSpO₂が瞬間最大的に70〜80％に下がるので，診察室に入った直後にパルスオキシメーターを装着すると，思わぬ数値が出てビックリすることがあります。結構それに慣れてしまうと，85％くらいでも顔色が良くて元気だとこちらも安心してしまうようになります。もちろん90％以上を目指すべきなのですが，酸素ボンベの流量にも限界がありますから，特に特発性肺線維症のような重度の呼吸器疾患の患者さんではやむを得ない事情もあります。

「しばらく安静にしていると，90％以上になると思うので，様子をみていただけますか？」

　そう伝えて5分ほど経つと，

「ありがとうございます，SpO₂，上がってきました！」

と返事がありました。

　特に慢性呼吸器疾患の場合，瞬間最大的に低SpO₂をたたき出すことがありますが，慣れた呼吸器科医だとあまり慌てなくなります。いや，もちろん慣れすぎもダメなんですけどね。

Question

とりあえず一番効く去痰薬を教えて下さい。

Answer

量が多い喀痰にはムコダイン®,
キレが悪い喀痰にはムコソルバン®でどうでしょう。

「ぱるもん先生, 去痰薬ってたくさんあるじゃないですか。」

「そうだな, 檜(ひのきざか)坂46のメンバーくらい多いよな。」

「……もしかして, 欅(けやきざか)坂46のことを, ガチで間違えてます?」

「……えっ, なっ……!」

「そんなアホみたいな勘違いを私は責めたりしませんから, ゴタクはいいんで, 去痰薬でとりあえず一番有効なものを教えて下さい。」

「ア, アホみたいな……!」

とっても多い去痰薬

　「去痰薬の種類が多い！」と呼吸器の教科書を壁に投げつけた経験のある医師も多いでしょう。私もハリソン内科学第3版を投げそうになったことがあります。もちろん，重くて到底投げられないんですけど。

　去痰薬はとても多いです，ONE PIECEに出てくるキャラクターくらい多い。最近はジェネリック医薬品が増えたので，ややこしい商品名のついた去痰薬は減りましたが，それでも「痰切り出してくれ」と患者さんに言われると，何を出してよいのか迷いますよね。

とりあえずこの2つ

　100％正解ではありませんが，

「量が多い喀痰にはムコダイン®，
キレが悪い喀痰にはムコソルバン®」

と覚えてしまいましょう。ただでさえバシっと効果が出てくれる薬剤ではないので，ざっくりした覚え方でも問題ありません。覚え方は，

「痰なんて死んでしまえ，ムコdieン」
「気道からこそぎ落とせよ，ムコそるバン」

です。なんだよその覚えにくいゴロは……。と唖然とされている方もいるでしょうが，私こう見えてゴロを作る名人だったんですよ，医学生時代。しかしこの2剤でゴロを作るのはちょっと至難の業でして……。ごにょごにょ。

23

Die & ソル

　痰がたくさん出てると腹が立ちますよね，ええい，喀痰なんて死んでしまえと。織田信長の発想です。だからムコダイン®でdie してもらって痰をしずめよう，と。そういうことです。

　一方，気道にネバっこい痰※がくっついていると，なかなか出てきませんよね。ゴホゴホしても，なかなかキレにくい。そういうときは気道からネバっこい痰をこそぎ落としてくれるものが必要。こそぎ落とす→こそぎ→こそる→ムコソルバン®です。

> ※正確には，気道にあるのは痰ではなくて気道分泌物というのが正しい表記です。喀出されて初めて喀痰，痰と呼ぶのです。余談です。

　えー，そんな覚え方アリー！？　とお思いの方，さあ，この本を閉じてみましょう。痰が多いときはどちらの薬剤でしたっけ？痰がキレにくいときはどちらの薬剤でしたっけ？

「痰なんて死んでしまえ，ムコ die ン」
「気道からこそぎ落とせよ，ムコそるバン」

ムコソルバンの種類

　ムコソルバン®には 3 錠分 3 で処方するタイプと，1 錠分 1 で処方するタイプがありますが，後者の方が人気です。そりゃ 1 日 1 回のほうがありがたいってもんですよ。

　1 日 1 回タイプのものは，ムコソルバン®に「L」がついていることが多いです。Long acting という意味の L です。

　最近はジェネリック医薬品が台頭しており，当院では「アンブロキソール塩酸塩徐放 OD 錠45mg」という覚えにくい商品名になっています。とりあえず「45mg」のものは 1 日 1 回ですが，分からなければ添付文書を見るしかない。

2. 対症療法編

意外や意外，覚えにくいゴロほど記憶に残るというミステリー。
みなさんも，この覚えにくいゴロを使ってムコダイン®とムコソ
ルバン®を使いこなしてください。

他の去痰薬について**表1**にまとめましたので，余力がある人は
参照してください。

表1　去痰薬のまとめ

去痰薬の分類	作用	代表的薬剤	想定する使用状況
気道分泌促進薬	気道分泌液を増加させることで喀出しやすくする	ブロムヘキシン（ビソルボン®）	喀痰が多少増えてもいいので，喀痰のキレをよくしたい ※吸入液はアスピリン喘息に禁忌
気道粘膜潤滑薬	肺胞II型細胞のサーファクタント分泌を促進	アンブロキソール（ムコソルバン®，ムコサール®）	キレの悪い喀痰（ムコソルバンL®は夜の内服で朝の排痰に有効）
気道粘液溶解薬	痰中の化学結合などを分解し，粘調度を低下	・S-S結合分解：システイン系薬：アセチルシステイン（ムコフィリン®），エチルシステイン（チスタニン®），メチルシステイン（ペクタイト®） ・多糖類分解：ブロムヘキシン（ビソルボン®）	・急性期のキレの悪い喀痰（ムコフィリン®ネブライザー） ・その他はエビデンス乏しい
気道粘液修復薬	フコースとシアル酸のバランスを正常化	カルボシステイン（ムコダイン®）フドステイン（スペリア®，クリアナール®）	・量の多い喀痰 ・COPD増悪の予防
分泌細胞正常化薬（異常粘液生成抑制薬）	杯細胞の過形成を抑制，粘液産生を抑制		
界面活性剤	痰の表面張力を低下させて排出を促進	チロキサポール（アレベール®）	COPD増悪（アレベール®ネブライザー：ただしエビデンス乏しい）
植物由来去痰薬	ほとんどが薬理作用不明	セネガ，車前草エキス末，桜皮エキス（プロチン®）	エビデンス乏しい

「痰なんて死んでしまえ，ムコ die ン」
「気道からこそぎ落とせよ，ムコそるバン」

え？　もういい？

▶コラム2：呼吸器科？　循環器科？

　呼吸と循環は表裏一体ですから，呼吸器科と循環器科の両方にまたがる疾患がいくつも存在します。その最たる例が肺高血圧症です。
　この疾患は，呼吸器科が診ている病院もあれば循環器科が診ている病院もあり，一定しません。診断的な側面では，右心カテーテルなど循環器科が行うことが多いものの，病因として呼吸 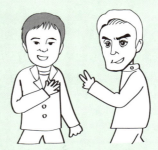 器疾患が二次性肺高血圧症を惹起するため，どの医師がどのように診断治療にかかわるのか，病院によってルールが異なる事情があるためです。
　そのため，原発性肺高血圧症は循環器科，二次性肺高血圧症は呼吸器科，なんて病院もあるかもしれません。

　また，呼吸器疾患の患者さんが心不全を合併すると，どこまでが呼吸器科でどこからが循環器科が診るのかというややこしい問題も発生するので，両診療科の仲が悪い医局もあるとか……。

Question
とりあえず一番効く鎮咳薬を教えて下さい。

Answer
力価ではモルヒネと思われます（保険適用あり）。
しかし，リンコデやメジコン®を使うことが多いです。

「ゴホゴホッ！」

「おや，どうしたんだい，風邪でもひいたのかい。」

「先週末，婚活パーティーに行ったら風邪をもらったみたいで……」

「普通は言いたくないだろうデリケートな情報を，惜しげもなく出してくるね，君は。」

「たぶん風邪だと思うんですけど，一番効く咳止めを出してください！」

どれが一番効くの？

　鎮咳薬はどれが一番効くのか，とよく非呼吸器科医から聞かれるのですが，咳の原因によって対処法が異なるので「コレがベストだよ」と言及することはできません。「とりあえずコレでいいんじゃね？」とかチャラいことを書くと，エライ人たちからお叱りを受けてしまうのです。

　たとえば，アトピー咳嗽というアレルギー疾患に対しては，ヒスタミンH_1受容体拮抗薬が著効しますが，よく処方されるメジコン®などの非特異的鎮咳薬はまったく効きません。いや，まったくってことはないかもしれないけど。同様に咳喘息のような喘息に近い病態の場合，吸入薬を使わないと咳は全然おさまりません。

　しかし，非呼吸器科医はそういうウダウダした議論を望んでいません。そんな面倒な議論はいいから，咳を止める作用のある薬剤でどれが一番効くのか教えてください，そういうことです。もう，仕方ないなあ。

塩酸モルヒネ

　全ての咳嗽疾患を平均して（平均化はできませんが），力価だけで比較するなら塩酸モルヒネが一番かもしれません。咳中枢を直接抑制する麻薬です。

　おいおい，たかが咳ごときにモルヒネなんて使えないでしょ。いやいや，実は塩酸モルヒネには「激しい咳嗽発作における鎮咳」というれっきとした保険病名があるのです！　おお，知らなかった。

　とはいえ，塩酸モルヒネの処方はいかなる用法用量であっても麻薬施用者番号が必要になります。まだ麻薬施用者免許のない医師免許取りたての研修医は指導医に頼むしかありません。しかし，

場合によっては「咳なんかにモルヒネを処方しようとするな，バッカモン！」と波平さんばりに怒鳴られる可能性もあるので注意。

　塩酸モルヒネは散剤なので，あまり好んで用いられません。なぜなら，ゲホゲホ咳をしているのに粉薬なんてイヤだという人が多いからです。服用した途端，ドリフのコントみたいにバフバフと粉を吐き出して咳をする患者さんもいます。あ，今の若い人たちにドリフなんて言っても通じないか。

　それでも塩酸モルヒネの鎮咳効果はそれなりにありますので，感染後の乾性咳嗽が長引いているときに使用することもあります。塩酸モルヒネは，咳嗽の権威Moriceらの報告[1]では10mg分2で十分とされていますので，それ以上の用量はおそらく不要でしょう（もし増量するとしても20mg/日まで）。
　逆を言えば，癌性疼痛などで塩酸モルヒネをこれ以上服用している癌患者さんは，非特異的鎮咳薬では鎮咳できないということを意味します。ご存知の通り，塩酸モルヒネは便秘や嘔気が出やすいので，咳はおさまったが副作用で苦しむなどということが起こります。

リンコデ

　オピオイドの中でも弱オピオイドのコデインリン酸（通称リンコデ）も有効だと思います。これは麻薬ではないので，心理的にちょっと安心です。ただ，副作用は塩酸モルヒネと同じですし，これもはやり粉薬です。錠剤にすることもできますが，錠剤にすると麻薬に変身するという世にも不思議な取り決めがあります。
　リンコデは成分量として20mgを1包にして処方することが多く，60mg分3，80mg分4などで処方します。1％の濃度で処方するので，全体量としては6g分3，8g分4です。どちらの書き方で処方するのかは病院によって異なるかもしれませんが，成

分量として60mg/日，80mg/日と明記しておけば混乱は避けられます。

メジコン®

メジコン®はどうなのでしょう。一般名はデキストロメトルファンと言います。これは非麻薬性の中枢性鎮咳薬で，モルヒネやリンコデのような便秘・嘔気の副作用はほとんどありません。

1錠あたり15mgなのですが，90mg/日くらい使わないとまともな鎮咳効果が出ないことが多いので[2]，私は6錠分3を使用することが多いです。3錠分3で「効いた！　ありがとう！」という患者さんには私は出会ったことがありません（私が鎮咳薬を適用している症例が不適切なのだろうか）。

で，結局プラセボ？

上記に挙げた3つの薬剤は現時点では最も有効な選択肢とされていますが[3]，「プラセボと変わらないんじゃないの？」という懐疑的なエキスパートオピニオンもあるので，医師によって結構意見がバラバラです。

個人的にはオピオイドは咳嗽に間違いなく効くと思っていますし，私も咳がひどいときはリンコデをよく用います。私の過去の咳を止めてきたリンコデの内服が，プラセボ効果でないことを祈ります。

漢方薬の麦門冬湯などもよく鎮咳薬として用いられますが，非呼吸器科医でそこまで精通する必要はないと思います。

これら以外にも大量の非特異的鎮咳薬がありますが，モルヒネ，リンコデ，メジコン®（ジェネリック医薬品のシーサール®，アストマリ®，デキストロメトルファン臭化水素酸塩錠®）以外のカタカナの薬剤はほとんどエビデンスがありませんので，個人的

には処方することはありません。

処方時にはここに注意！

　なお，個人的には明らかにかぜ症候群だと思う患者さんには，湿性咳嗽でなければ非特異的な鎮咳薬を処方しています。ただし，きわめて短期間に限定します。また，小児には麻薬を含む鎮咳薬は禁忌であり，高齢者に対する処方の際にも副作用が出やすいので，できるだけ元気な成人患者さんに使うよう心がけて下さい。

（参考文献）
1 ）Morice AH, et al. Opiate therapy in chronic cough. Am J Respir Crit Care Med. 2007 Feb 15; 175（4）: 312-315.
2 ）Parvez L, et al. Evaluation of antitussive agents in man. Pulm Pharmacol. 1996 Oct-Dec; 9（5-6）: 299-308.
3 ）Yancy WS Jr, et al. Efficacy and tolerability of treatments for chronic cough: a systematic review and meta-analysis. Chest. 2013 Dec; 144（6）: 1827-1838.

Question

非呼吸器科医は慢性咳嗽をどう診ればいいのですか？
最低限でよいので教えて下さい。

Answer

見逃してはいけない疾患を見逃さないこと。
効果テキメンの治療法がある疾患は積極的に診断すること。
どうしても分からない慢性咳嗽は，呼吸器内科に紹介するか，吸入ステロイド薬＋ヒスタミンH_1受容体拮抗薬をためしてみる。

「先日ぱるもん先生に出してもらった鎮咳薬，よく効きました。ありがとうございます。」

「プラセボ効果じゃなければいいんだけど，まぁ結果オーライか。」

「これで今週末も婚活パーティに行けます！」

「……う，うん。」

「ところで，後輩ドクターが慢性咳嗽の診かたを5分で教えてくれって言ってきたんですよ。慢性咳嗽なんて勉強し始めたら1ヶ月はかかるのに，5分ですよ5分。無茶です。」

「まぁ，非呼吸器科医にとっては，できれば5分くらいでエッセンスを教えて欲しいところだよね。」

診察はここがポイント

　慢性咳嗽は，難しい成書を読めば「アトピー咳嗽」や「咳喘息」といったキーワードとともに，学ぶことができます。しかし，非呼吸器科医にそこまで求めるのは，100m走のスプリンターに棒高跳びをやってみろと要求するようなもので，到底無理なハナシなのです。そこで，ざっくりと考えてみましょう。

　慢性咳嗽，つまり8週間以上のよく分からない咳嗽を呈した患者さんを前にして，非呼吸器科医はどうすべきなのか。聴診！うむ，大事。問診！　うむ，大事。視診！　…………う，うむ。

　当然，こういったベーシックな診察は当然やりましょう，というのはジェネラリストの推奨ではありますが，やはり見逃してほしくないのは**器質的疾患の除外**です。特に，**肺がん**と**肺結核**です。**肺がん**と**肺結核**です。**肺がん**と**肺結核**です。**肺がん**と**肺結核**です。**肺がん**と**肺結核**です。大事なことなので5回書きました。びっくりしたでしょ，誤植じゃありませんよ。

ざっくり診察①胸部レントゲン写真

　研修医には「胸部レントゲン写真を見たら肺がんと肺結核を疑え」と耳にタコができるくらい教えているのですが，これら2疾患は見逃すととんでもないことになるので，優先的に疑う方がよろしい，そういうことです。

　先日，研修医にレクチャーしたときに「胸部レントゲン写真を見たら肺がんと結核を疑えって聞いたことがあります」と言ってもらえ，私の格言普及草の根活動がじわりじわりと効きはじめているのだな，と一人でほくそえんでいます。いや，別に著作権を主張しているわけではないですよ。

　大げさかもしれませんが，肺がんの見逃しはあなたの医師免許

の存続に関わります。肺結核の見逃しは患者さん周囲の人への結核菌の伝播につながるので，公衆衛生学的によろしくない。

　肺がんも肺結核も，その他の器質的呼吸器疾患も，胸部画像でおおまかに類推ができます。そのため，胸部レントゲン写真，または胸部CT写真は非呼吸器科医では閾値を下げて撮ってもよいと私は考えています（→10〜13ページ）。

ざっくり診察②聴診

　既往歴に明らかにアレルギーやアトピー素因がある場合，喘息などの好酸球性気道疾患を疑いますが，喘息かどうかは聴診すればだいたいわかります。非呼吸器科医のみなさんも，たまには胸に聴診器をあててみてください。典型的な喘息患者さんでは呼気の最後のほうにプープークークーと音（wheezes）がしますから[※]。喫煙歴があれば，COPDを積極的に疑って下さい。慢性気管支炎型の場合，咳嗽だけ出ていることもしばしばあります。

> ※ただし発作中でないと音は鳴りにくいです。ちなみに，咳喘息ではこの聴診所見がないので，非呼吸器科医に敬遠されている疾患概念です。いや，呼吸器科医だって敬遠しているかも。

　これら喘息やCOPDは呼吸機能検査をしないと診断できませんが，非呼吸器科医にとって呼吸機能検査はハードルが高い。「そんなの術前にしか検査しないよ」という外科医も多いでしょう。

ざっくり診察③とりあえず1秒率を見る

　ひとたび呼吸機能検査を検査してしまえば，呼吸器内科医にコンサルトするのもよいでしょう。非呼吸器科医が必ずしもデータを読める必要はありません。ただ，呼吸器内科の常勤医がいない場合はある程度解釈しないといけない。そりゃあ，仕方がない。その場合，　1秒率（1秒量/努力性肺活量：$\% FEV_{1.0}$）だけ見て

下さい。70%を切っておれば，異常です。60%を切っていたら，まずまちがいなく病気です。50%を切っていたら結構深刻です。

じゃ，治療は？

慢性咳嗽の診断に見当がつかない，でも呼吸器内科医にコンサルトするほどでもない，とりあえず何か処方したい。そういう場面もあるかもしれません。

クリティカルな異常がないのであれば，非特異的な鎮咳薬（メジコン®，リンコデなど）を試してもよいでしょう（**→28〜32ページ**）。それでもよくならない場合，吸入ステロイド薬とヒスタミンH$_1$受容体拮抗薬を処方する作戦もアリかなと個人的には思っています。あくまで個人的な意見です。こんなの「みなさんこうしなさい」なんて推奨しようものなら，私は呼吸器内科の世界から叩き出されてしまいます。

吸入ステロイド薬は喘息・咳喘息・一部のアトピー咳嗽に効きます。ヒスタミンH$_1$受容体拮抗薬は，アトピー咳嗽に効きます。難治性の慢性咳嗽の中で，これら2疾患が多いことが過去のデータ[1-4]から分かっているので，トライする価値はあろうかと思います。

同時にこれらを治療することは現在の呼吸器診療では到底推奨されていませんが，目の前の患者さんに非呼吸器科医が挑む治療としてはこの2つの治療は合体させてもやむを得ないのかなと最近考えております。

ただし，可能であれば治療を導入した後に呼吸器内科医に診てもらうようにしてください。処方しっぱなしでサヨウナラでは，アウトです。

呼吸器科医のホンネ

本当は，メプチン®などの短時間作用性β_2刺激薬の効果をみて，

気道可逆性や気道過敏性を判断して……と難解な手順を踏むことが望ましいですが，そんなの非呼吸器科医にはムリです。

そのため，トライアンドエラーが許容される疾患であれば，これらの治療はためしてよいと考えます。肺がんや肺結核にトライアンドエラー戦略はあまり薦められませんが[※]，命にかかわることのない疾患にはアリだと考えています。

※呼吸器内科では時に肺結核の治療的診断が行われることもありますが，それは少々マニアックな話。

表1　非呼吸器科医がいどむ難治性慢性咳嗽のトライアンドエラー

治療法	想定疾患
吸入ステロイド薬 （オルベスコ®，パルミコート®，キュバール®，フルタイド®，アズマネックス®，アニュイティ®から好きなものを選ぶ）	喘息，咳喘息，一部のアトピー咳嗽
ヒスタミンH$_1$受容体拮抗薬	アトピー咳嗽
プロトンポンプ阻害剤	GERDによる慢性咳嗽

表1にはGERDによる慢性咳嗽の治療についても書きましたが，実臨床ではそこまで多くないかなと思っています。もちろん，肥満体型の慢性咳嗽患者さんでは積極的に疑いますが。

〔参考文献〕
1）Fujimura M, et al. Importance of atopic cough, cough variant asthma and sinobronchial syndrome as causes of chronic cough in the Hokuriku area of Japan. Respirology. 2005 Mar; 10（2）: 201-207.
2）Matsumoto H, et al. Prevalence and clinical manifestations of gastro-oesophageal reflux-associated chronic cough in the Japanese population. Cough. 2007 Jan 8; 3: 1.
3）Ishida T, et al. Clinical investigation of postinfectious cough among adult patients with prolonged cough. Nihon Kokyuki Gakkai Zasshi. 2010 Mar; 48（3）: 179-185.
4）Niimi A, et al. Cough variant and cough-predominant asthma are major causes of persistent cough: a multicenter study in Japan. J Asthma. 2013 Nov; 50（9）: 932-937.

▶コラム3：喫煙率の一番低い診療科，一番高い診療科

第5回（2016年）日本医師会員喫煙意識調査報告[1]によれば，男性の喫煙率は，**呼吸器科**が最低で男性3.5%，女性0.0%だそうです。そりゃそうですよね，たばこ吸ったらあかんでと言いながら自分が喫煙していたら何の説得力もありません。まぁ，それでも100人に3〜4人の呼吸器科医はたばこを吸っているらしいですが……。

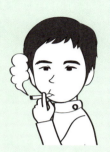

ちなみに一番喫煙率が高い診療科は，どこだと思いますか？

答えは，**泌尿器科**です。なんと男性17.5%，女性25.0%※。というわけで，大学の同級生の泌尿器科医にこの理由について聞いてみました。

「喫煙と深く関連する膀胱がんを診ているはずなのに，不思議だなぁ。体育会系の風土が残っているからかなぁ。」

と彼は首をかしげていました。

ちなみに，喫煙しやすい因子として，男性（調整オッズ比4.31，95%信頼区間2.87-6.48），毎日の飲酒（同2.07，95%信頼区間1.50-2.85），不幸せ感（同1.39，95%信頼区間1.03-1.87）などがあるそうです。

※ただし，泌尿器科の女性は回答者がかなり少ないため，参考程度。

（参考文献）
1）公益社団法人日本医師会．第5回（2016年）日本医師会員喫煙意識調査報告．平成29年2月15日．

3

肺炎編

Question

結局，市中肺炎の治療は現在何が推奨されているのですか？

Answer

経験的にはβラクタム系抗菌薬単剤（ユナシン®-S，ロセフィン®など）です。

「市中肺炎って一番多い感染症のくせに，呼吸器科以外だとあまり診療しないので，標準的治療のトレンドに乗り遅れてしまうんですよね。ガイドライン[1]を読みこむのも大変だし。」

「市中肺炎の経験的治療は昔からさほど変わっていないよ。コツさえ覚えれば，初期治療は大丈夫だ。」

「私の指導医はルーチンでメロペン®使ってましたけど，やっぱりココは男のペニシリンG®ですかね。」

「うーん，どちらも両極端だなあ。」

市中肺炎の経験的治療

　市中肺炎の治療は，1つの本が書けるくらい奥が深いです。実際にたくさん出版されています。患者さんの状態，喀痰のGram染色の結果などから適切な抗菌薬をチョイスしないといけません。

　しかし，非呼吸器科医，非感染症科医にとって市中肺炎は「昔はこう習ったけど……」という記憶はあるものの，現在の推奨についてはよく分かっていない人が多いのではないでしょうか。

　理解している人は，このコラムはすっ飛ばしてください。

　市中肺炎の治療は，経験的治療と標的治療に分けられますが，多くの場合まずは前者の対応になるので，ここでは経験的治療としての記載であることに留意してください。

抗菌薬はどれにする？

　非呼吸器科でかかりつけの患者さんが発熱し，入院になりました。胸部レントゲン写真をみると，どうやら肺炎のようです。このような一般的な市中肺炎を目の前にしたとき，どの抗菌薬を選択すべきでしょうか。

　メロペン®？　フィニバックス®？　だめですよ。絶対ダメという法的拘束力はありませんが，カルバペネム系抗菌薬はスペクトラムがあまりにも広すぎます。じゃあ，ゾシン®？　スルペラゾン®？　うーん……。

定石はコレ

　絶対コレにしなさいという抗菌薬はありませんが，通常は，βラクタマーゼ阻害薬が入っているペニシリン系抗菌薬であるアンピシリン/スルバクタム（ユナシン®-S）や第3世代セフェム系抗菌薬であるセフトリアキソン（ロセフィン®）が選ばれます。この2剤が圧倒的シェアを占めているのではないでしょうか。

2017年に刊行された「成人肺炎診療ガイドライン2017」[1]でも一般病棟入院患者群の推奨抗菌薬として，

　1．アンピシリン/スルバクタム
　2．セフトリアキソンまたはセフォタキシム

が挙げられています。セフォタキシム（セフォタックス®）は採用されていない病院が多いかもしれません。

併用も必要？

　ただし，マイコプラズマやレジオネラといった非定型病原微生物にはこれらβラクタム系抗菌薬は効きません。これは医学生や研修医の頃に習ったはずです。そこで，上記βラクタム系抗菌薬にアジスロマイシン（ジスロマック®）やミノサイクリン（ミノマイシン®）を併用することがあります。あるいは単剤で狙い撃ちすることもあります。

　しかし，非定型病原微生物を狙い撃ちするのはなかなか勇気が要ります。細菌性肺炎を治療していないことに繋がりかねないからです。

　とはいえ，最近は市中肺炎に抗菌薬を2剤併用するプラクティスが減ってきたように思います。

　①βラクタム系抗菌薬単剤，
　②βラクタム系抗菌薬＋マクロライド系抗菌薬併用療法，
　③ニューキノロン系抗菌薬単剤

という3つの治療の有効性と安全性を比較する非劣性試験[2]がオランダで実施され，βラクタム系抗菌薬単剤が他2つの治療に対して90日死亡率のアウトカムが非劣性だったことが分かっています。

　市中肺炎に対してマクロライドの併用は予後を改善させると言われてきましたが，そうでもないようです。重症例については有効性が示されていますが，軽症例にはβラクタム系抗菌薬とマクロライド系抗菌薬を併用する必要性は乏しいでしょう。

3．肺炎編

私のオーダー

上述したような肺炎患者さんには，私は以下のような感じで処方しています。

●外来市中肺炎
内服：アモキシシリン（サワシリン®）3錠〜6錠分3＋アモキシシリン/クラブラン酸（オーグメンチン®）3錠分3
点滴：セフトリアキソン（ロセフィン®）1〜2g　1日1回点滴

●入院市中肺炎
セフトリアキソン（ロセフィン®）1〜2g　1日1回点滴
　あるいは
アンピシリン/スルバクタム（ユナシン®-S）3g　1日4回点滴

●重症市中肺炎
セフトリアキソン（ロセフィン®）1〜2g　1日1回点滴
　あるいは
アンピシリン/スルバクタム（ユナシン®-S）3g　1日4回点滴
　　　　　　　　　　　　＋
アジスロマイシン（ジスロマック®）500mg　1日1回点滴
　あるいは
ミノサイクリン（ミノマイシン®）100mg　1日2回点滴
　あるいは
レボフロキサシン（クラビット®）500mg　1日1回点滴（キノロンはあまり使わないようにしている）

●耐性菌リスクが高い市中肺炎・医療機関に濃厚接触している患者の市中肺炎
ピペラシリン/タゾバクタム（ゾシン®）4.5g　1日3〜4回
　　　　　　　　　　　　＋
アジスロマイシン（ジスロマック®）500mg　1日1回点滴
　あるいは
ミノサイクリン（ミノマイシン®）100mg　1日2回点滴
　あるいは
レボフロキサシン（クラビット®）500mg　1日1回点滴（キノロンはあまり使わないようにしている）

もちろんこれらの治療は，菌が同定されればde-escalationをこころみるべきです。

（参考文献）

1）日本呼吸器学会成人肺炎診療ガイドライン2017作成委員会．成人肺炎診療ガイドライン2017．一般社団法人日本呼吸器学会．
2）Postma DF, et al. Antibiotic treatment strategies for community-acquired pneumonia in adults. N Engl J Med. 2015 Apr 2；372（14）：1312-1323.

Question
誤嚥性肺炎の抗菌薬はユナシン®-S かゾシン®でよいですか？

Answer
状況によりけりですが，よいと思います。

「後輩が誤嚥性肺炎の治療は全部ユナシン®-S でいいかと聞いてきたんですが」

「ほうほう，どう答えたの？」

「ちゃんと Gram 染色をして起因菌を同定して病院の感受性と照らし合わせて適切な抗菌薬を決めないとダメだよ，と答えました。」

「素晴らしい，医者の鑑だね！ しかしこの本では，そういうキレイゴトを聞きたいんじゃないんだ。」

「えー。」

奥が深い誤嚥性肺炎の治療

　誤嚥性肺炎の治療は本が一冊書けるほど奥が深いです。え？市中肺炎だけでなく，これも？　なぜなら，誤嚥性肺炎の治療は，抗菌薬だけでなく食事・栄養の観点，リハビリテーションの工夫，ひいては患者さんの社会環境や人生観まで考慮しなければいけないからです。

　みなさんは，経験的にどの抗菌薬を使いますか？

ユナシン®-S

　誤嚥性肺炎の多くは嫌気性菌がからんでおり，最も広く用いられているのはアンピシリン/スルバクタム（ユナシン®-S）です。基本的には1.5〜3gを6時間ごと，合計1日4回投与しますが，日本では高齢者で潜在的腎機能障害が多いという風潮もあってか，ユナシン®-Sを12g投与している誤嚥性肺炎の患者さんはマイノリティです。個人的には1日12g投与して困った症例はありませんが……。

アネメトロ®

　メトロニダゾール（アネメトロ®）も有効とされています。同薬が発売された頃，ファイザーさんがよく「誤嚥性肺炎にどの点滴を使っていますか？」とリサーチに来ていたように思います。もしメトロニダゾールを使うのであれば，ビクシリン®などのペニシリン系抗菌薬に併用することが多いです。カバーが重複しているため，ユナシン®-Sにアネメトロ®を併用する意味はほとんどありません。

　注意したいのは，メトロニダゾールは嫌気性呼吸器感染症に対して**単独**で用いない方がよいということです。小規模な報告ではあるものの，治療失敗が多いためと考えられています[1, 2]。

ダラシン®-S

国内では嫌気性菌狙いでクリンダマイシン（ダラシン®-S）を使っているドクターも多いですが，誤嚥性肺炎に対するクリンダマイシンは，*Clostridium difficile* 感染症のリスクになるため海外ではあまり用いられていません。ただ，他の誤嚥性肺炎に対する点滴抗菌薬と比べて MRSA の誘導が少ないとされています（**表1**）[3]。

表1　誤嚥性肺炎に対する抗菌薬の効果と MRSA 定着の頻度（文献より引用）[3]

	アンピシリン/ スルバクタム 半量1.5g 1日2回 （n＝25）	アンピシリン/ スルバクタム 通常量3g 1日2回 （n＝25）	クリンダマイ シン600mg 1日3回 （n＝25）	パニペネム/ ベタミプロン 500mg 1日2回 （n＝25）
効果	19人（76%）	21人（84%）	19人（76%）	22人（88%）
治療期間	8.3±3.1日	8.5±2.9日	9.2±3.0日	10.0±3.6日
治療後 MRSA定着	5人（22.7%）	5人（22.7%）	0人（0%）	8人（36.4%）

ゾシン®

医療機関に濃厚接触している誤嚥性肺炎も多いと思いますが，この場合、好気性グラム陰性菌もカバーするために，ピペラシリン/タゾバクタム（ゾシン®）4.5g 1日3〜4回などを用います。カルバペネム系抗菌薬も効果的ですが，個人的には誤嚥性肺炎に使用したことはありません。

悪者は嫌気性菌か？

しかし，誤嚥性肺炎＝嫌気性菌という等式は必ずしも正しいわけではなく，特に「抗菌薬の選択には嫌気性菌カバーが必要である」という教科書的な記載が，過度に強調されている節があるという意見もあります[4,5]。

IDSA/ATSガイドラインでは，市中肺炎で嫌気性菌をカバーしなければならないのは，意識障害のリスクが高い患者さんや痙攣・

3. 肺炎編

アルコール多飲などの既往がある患者さんに限定してもよいとされています[6]。医療ケア関連肺炎の患者さんでも推奨されているわけではありません[7]。

　近年，重症例では嫌気性菌カバーの抗菌薬が入院期間を延長させる可能性も報告されており[8]，なんでもかんでも脊髄反射でユナシン®-Sというのは，時代遅れになりつつあるかもしれません。が，それでも非呼吸器科医が一定水準の治療を提供するのであれば私はユナシン®-Sでよいと思っています。

結論

　というわけで，現時点では，一般的な誤嚥性肺炎ではユナシン®-S，耐性菌を考慮しなければならないような誤嚥性肺炎ではゾシン®でよい，と個人的に考えています。

　2017年に刊行された『成人肺炎診療ガイドライン2017』[9]では，疾患の終末期や老衰など不可逆的な死の過程にある患者さんに対しては，個人の意思を十分に確認し，どこまで治療するか話し合うべきと明記されています。ガイドラインも変わりつつありますね。

（参考文献）

1 ）Sanders CV, et al. Metronidazole in the treatment of anaerobic infections. Am Rev Respir Dis. 1979 Aug; 120（2）: 337-343.

2 ）Perlino CA. Metronidazole vs clindamycin treatment of anerobic pulmonary infection. Failure of metronidazole therapy. Arch Intern Med. 1981 Oct; 141（11）: 1424-1427.

3 ）Kadowaki M, et al. Reappraisal of clindamycin IV monotherapy for treatment of mild-to-moderate aspiration pneumonia in elderly patients. Chest. 2005 Apr; 127（4）: 1276-1282.

4 ）Marik PE. Aspiration pneumonitis and aspiration pneumonia. N Engl J Med. 2001; 344（9）: 665-671.

5 ）Marik PE, et al. The role of anaerobes in patients with ventilator-associated pneumonia and aspiration pneumonia: a pro- spective study.

Chest. 1999 Jan; 115: 178–183.

6 ）Mandell LA, et al. Infectious Diseases Society of America / American Thoracic Society consensus guidelines on the management of community-acquired pneumonia in adults. Clin Infect Dis. 2007 Mar 1 ; 44 Suppl 2 : S27-S72.

7 ）Kalil AC, et al. Management of adults with hospital-acquired and ventilator-associated pneumonia: 2016 Clinical Practice Guidelines by the Infectious Diseases Society of America and the American Thoracic Society. Clin Infect Dis. 2016 Sep 1 ; 63 （5 ）: e61-e111.

8 ）Kioka MJ, et al. Anaerobic antibiotic usage for pneumonia in the medical intensive care unit. Respirology. 2017 Nov; 22 （8 ）: 1656-1661.

9 ）日本呼吸器学会成人肺炎診療ガイドライン2017作成委員会．成人肺炎診療ガイドライン2017．一般社団法人日本呼吸器学会．

Question
誤嚥がひどいけど,「ご飯が食べたい」と言う患者さんはどうすればよいですか？

Answer
結局その人の人生観だと思います。食べて誤嚥するか，食べずに誤嚥しにくくするか。しかし病院では誤嚥を容認できません。

「誤嚥性肺炎の治療をしている患者さんが『ご飯を食べたい』とおっしゃっているんですが，基本的には絶飲食ですよね？ 脊髄反射で『ダメですよ！』って言ってしまったんですが。」

「う〜ん，難しい問題だね……。自分が同じようなことになったとき，どうしたい？」

「私は，好きなものを食べたいです。たとえ誤嚥しても。あ，私らっきょうが好きなんですよ。医局の冷蔵庫にタッパー10個分のマイらっきょうを常備しています。」

「そ，そうなんだ……（だから，さっきからひっこ先生の口がらっきょうクサイのか）」

誤嚥性肺炎のシナリオ

さて，医師なら誰しも経験したことがある誤嚥性肺炎のシナリオをみてみましょう。

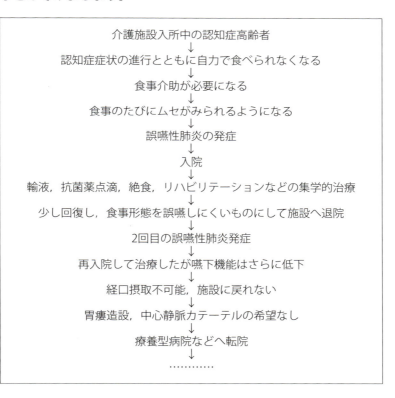

やるせない。とてつもなくやるせない。

医学書の限界

誤嚥性肺炎の治療は，成書を開くと，抗菌薬の点滴，食事内容の工夫，嚥下リハビリテーション，ベッドの傾きなど事細かに書かれていますが，それでも誤嚥してしまう高齢者は数多くいます。

食べたら必ず誤嚥する人に対して，医学書は一体どうすればよいのか教えてくれません。なぜなら，病院で食べて誤嚥させれば，医療過誤になるからです。そんなこと到底推奨できない。そのた

め，一時的な絶食と抗菌薬を投与し，その後にリハビリテーションをしましょうというところで物語は終わっているのです。

　たとえ患者さんが，誤嚥してでも自分らしくありたい，誤嚥して死んでもいいと思っていたとしても，病棟のカンファレンスでは誤嚥しながら食べるという選択肢はまず選ばれません。これは病院で誤嚥して亡くなられては困るからです。

　そのため，どれだけ患者さんのことを思いやってカンファレンスを開いても，100%寄り添っているとは言えないのです。誤嚥させるという汚れ役を病院がかって出ることはありません。

老衰を認めることができない現在の医療

　医療は，老衰を認めないのです。老衰を認めるということは，医学というアカデミアに対する反逆罪です。「人間，モノが食えなくなったらオシマイや」などと大阪の患者さんはよくおっしゃっていますが，いざそういう立場に家族が陥ったとき，「なぜ誤嚥するのか，どうしたら誤嚥から回復させられるのか」といった議論になり，誤嚥が老衰であるという自然現象を受け入れていただけないことが多い。いや，われわれ医療従事者が受け入れていないのかもしれない。

　人生をゲームにたとえるなら，誤嚥性肺炎は最終面のボスです。テレビ画面で向き合う実際のゲームとは違い，残念ながらこの強敵に勝つことはまず不可能です。いい勝負をする患者さんもいるのですが，最終的には負けてしまうことがほとんどでしょう。そして上述したシナリオのように，行き場のない高齢者の誤嚥性肺炎が増えていく。

　これに対して，私たち医療従事者がどうにかできる部分はほとんどなく，政府や地域が高齢者をバックアップする仕組みを作らなければもはや歯車は回転できない状態に陥りつつあります。

3．肺炎編

私は，中心静脈栄養や胃瘻が患者さんの寿命を延長する可能性がわずかながらでもあることを説明した上で，それでも食べるという楽しみを優先させるのであれば，リスクを承知の上であっても食べていただいてよいのではないかと考えています。

　この高齢者の誤嚥という議論には，ガイドラインはいくつかありますが，確実に誤嚥することが分かっていてご飯を食べさせることを容認するものはありません。そこは保守的ですよね，どの機関も。

肺炎は高齢者の友

　世界で一番有名な医師と言っても過言ではないウィリアム・オスラーは，「肺炎は高齢者の友です。急速に進行し，苦しむことのない肺炎によって，苦痛から逃れることができるのです」と述べています。

　私自身は，将来誤嚥性肺炎にかかり治る見込みがないとき，抗菌薬で無理に助けないでほしいと思っています。そういう現場のジレンマも考慮して「終末期に抗菌薬を投与しない」という選択肢に一歩踏み込んだ『成人肺炎診療ガイドライン2017』[1] は素晴らしい。

ガイドラインを大義名分にしない

　上述のガイドラインで「抗菌薬を投与しない」という選択肢が初めて提示されたものの，それを大義名分にして「早々にあきらめる」というのは当然ながら愚行中の愚行です。

　介護を要する認知症患者さんに抗菌薬を投与することでQOLを下げてしまうという有名な報告[2] がありますが，抗菌薬を投与しないことで逆に認知症が悪化したり食事摂取の機会を奪うという見解[3] もあるので，ケースバイケースで詳細に検討しなければいけないテーマであることは言うまでもありません。

医療は体温を持っている

　私が後期研修医の頃でした。「先生，もうこんなドロドロのメシいやや。ラーメンとビールを口にして死なせてくれ」と言われたことがあります。私は首を縦に振りませんでした。目指す医療が，エビデンスベースドで，冷たいアカデミアの延長にあったからです。彼はラーメンやビールはおろか，まともな水分を口にすることもできず，絶飲食のもと1か月後に亡くなりました。

　医療は体温を持っています。何度もこのような患者さんと向き合うと，ほとんどの医師は柔軟な考え方に変わっていくでしょう。もう一度あの患者さんに出会えたなら，外出させてでもラーメンとビールを許可したかもしれません。周囲の医療従事者から批判を受けるのは間違いないでしょうが。

　好きなものを食べたいという欲求が満たされる幸福は，苦しみながら長生きすることより重要である，という考え方はそれほど間違っていないと思います。

（参考文献）

1）日本呼吸器学会成人肺炎診療ガイドライン2017作成委員会．成人肺炎診療ガイドライン2017．一般社団法人日本呼吸器学会．

2）Givens JL, et al. Survival and comfort after treatment of pneumonia in advanced dementia. Arch Intern Med. 2010 Jul 12; 170（13）: 1102-1107.

3）van der Steen JT, et al. Withholding antibiotic treatment in pneumonia patients with dementia: a quantitative observational study. Arch Intern Med. 2002 Aug 12-26; 162（15）: 1753-1760.

▶コラム4：呼吸器科と緩和ケア科

日本の緩和ケア病棟は，ほぼ全員が悪性腫瘍の患者さんと言われています。緩和ケア病棟入院料の施設基準[1]によれば，緩和ケア病棟は「悪性腫瘍の患者又は後天性免疫不全症候群（AIDS）に罹患している患者を入院させ，緩和ケアを一般病棟の病棟単位で行うものであること」と明記されていますが，日本ではAIDSの患者さんは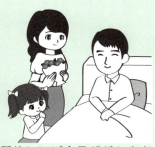
悪性腫瘍ほど多くありませんから，実質的にほぼ全員ががん患者さんでしょう。

そのため，緩和ケアチームに紹介するタイミングも，抗がん剤の適応がなくなったがん患者さんというパターンが多いのが現実でしょう。

しかし，がん治療において転移診断期から早期緩和ケア介入を行うことで全生存期間が延長したという報告[2]もあり，緩和ケアチームの介入は終末期を問わず増えてきているのが現状です（ただ実状マンパワーが追い付いていない病院が多いため，早期からしっかり介入できる施設はわずか）。

呼吸器内科医が経験する終末期医療は，肺がんだけでなく，特発性肺線維症などの非がん呼吸器疾患も少なくありません。特に，特発性肺線維症の終末期は，場合によっては肺がんよりも多彩な症状を呈し，高度の緩和ケアを要することが多いです。

がんに限らず，非がん疾患に対しても積極的に緩和ケア治療薬を用いたいところですが，保険適用がそれに追いついておらず，オピオイドなどは非常に使いにくい現状です。また，非がん疾患まで包括的に緩和ケアチームが介入できるほど，人員は十分とは言えません。

（参考文献）
1）平成28年厚生労働省告示第53号：基本診療料の施設基準等の一部を改正する件「緩和ケア病棟入院料の施設基準」．
2）Temel JS, et al. Early palliative care for patients with metastatic non-small-cell lung cancer. N Engl J Med. 2010 Aug 19; 363（8）: 733-742.

Question

成人に対するニューモバックス®とプレベナー®の使い分けが分かりません。

Answer

基本的にどちらも打つことが推奨されています。ただし，補助がおりるのはニューモバックス®だけ！

「小児はともかくとして，おじいちゃんおばあちゃんが肺炎球菌ワクチン打ってくれって外来にやってくるんですけど，ニューモバックス®とプレベナー®のどちらを打ったらいいのか，早く結論を出して下さいよ。」

「何を怒っているんだ。」

「どの本を読んでも，チンプンカンプなんですよ。こっちを使え！ って言ってくれるだけで，私たちはありがたいんですよ！」

「ゴタクはいいから，結論だけ教えろってことだな？」

「そうです！ 優柔不断なワクチンはもてないですよ，男と一緒です！」

ニューモバックス®もプレベナー®も肺炎球菌ワクチンです。両者の違いは，というテキストや総説を読み始めると，生化学的な話や抗原抗体ウンチャラカンチャラ……と難しい話が始まってしまい，「結局どうやねん！」という結論がぼやかされています。

私も，コムズカシイ医学書ってのが嫌いなんです。結論を書いて欲しい。

ここでは65歳以上の高齢者に対して接種する肺炎球菌ワクチンについて書きたいと思います。

ニューモバックス®，プレベナー®，どちらも打つ！

まず，どちらを打ったらいいの？　という質問がよく出ますが，答えは「どちらも打つ」が正しい。というのも，日本呼吸器学会も日本感染症学会も，**図1**のような考え方を提示しており，できれば両方打ってくださいと明言しているからです。併用により，プレベナー®の高い免疫原性とニューモバックス®の広いカバーの両効果が期待されます。

5の倍数がつく年齢のときはニューモバックス®で助成がおりるので，そちらを優先して打ったほうがよい。それ以外であれば，どちらから打ってもいいです。ただ，自治体からニューモバックス®の定期接種の案内がきたときにプレベナー®を打ってしまうと，次のニューモバックス®の接種が定期接種の期間内にならず，公費助成が受けられなくなることがあるのでご注意を。結構，計算がめんどいのです。

べらんめぇ，やってらんねえよ！　両方なんてイヤだから，どちらか片方だけ打ちたい！　という人は好きな方を選べばよいと思います。どちらかが重症の肺炎球菌性肺炎の発症抑制にバツグ

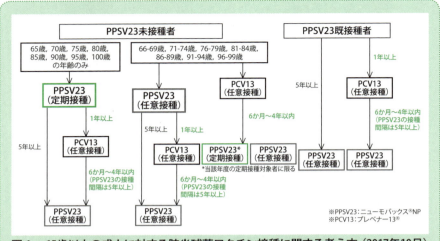

図1 65歳以上の成人に対する肺炎球菌ワクチン接種に関する考え方（2017年10月）（日本呼吸器学会/日本感染症学会合同委員会）平成27〜30年度の接種

ンに効くというほどの差はないからです。

ただ，米国予防接種諮問委員会（ACIP）が定期的に「この推奨のままでええんかいな」と意見を出してくるので，そのたびに日本の推奨も変わっていくかもしれません。

とりあえず，混乱のないよう医療従事者と高齢者が理解するのであれば，目の前の患者さんにはニューモバックス®を接種することを基軸にしてもよいと思います。

ワクチンの値段

肝心の値段ですが，病院や自治体によっていささかの差はあるものの，だいたい以下の値段になっています。

- 公費助成対象（年齢が5の倍数）のニューモバックス®　：2,500〜5,000円
- 公費助成対象外のニューモバックス®：7,000〜8,000円
- プレベナー®　　　　　　　　　　　：10,000〜12,000円

最安値で両方受けるなら15,000円くらいですが，別に数千円くらいどうってことない人は助成なんて気にせずに打ってもらった方がよいでしょう。

ワクチンの効果

肝心の効果ですが，「絶対に肺炎球菌性肺炎にならないんだよ！」なんて説明は絶対にやめてください。どのワクチンもそうですが，100％発症を抑制できる夢のワクチンではありませんよね。ワクチンを打っていても肺炎球菌性肺炎にはかかります。それなりにかかります。

ただ，ニューモバックス®65歳以上の高齢者においては全肺炎球菌性肺炎を27.4％，カバーする血清型が一致する肺炎を33.5％減らしたという報告があり[1]，基礎疾患のある高齢者には有効なワクチンだと私も感じています。3人に1人恩恵が受けられるのであればワクチン接種を推奨すべきです。

プレベナー®はもともと小児用の肺炎球菌ワクチンとして知られていましたが，このワクチンもCAPiTA試験において成人の肺炎球菌性肺炎の発症率を減らしたことが報告されています[2]。

(参考文献)
1) Suzuki M, et al. Serotype-specific effectiveness of 23-valent pneumococcal polysaccharide vaccine against pneumococcal pneumonia in adults aged 65 years or older: a multicentre, prospective, test-negative design study. Lancet Infect Dis. 2017 Mar; 17 (3) : 313-321.
2) Bonten MJ, et al. Polysaccharide conjugate vaccine against pneumococcal pneumonia in adults. N Engl J Med. 2015 Mar 19; 372 (12) : 1114-1125.

4

抗酸菌編

Question
肺結核をいつ疑えばよいですか？

Answer
理想は，常に。
現実的には，肺の上葉に空洞・気道散布影があるときです。

「この間，市中肺炎で入院してきた患者さんから結核菌が検出されたんですよ。」

「うんうん，あるよね，そういうこと。」

「でも，肺結核かと思って入院してきた別の患者さんが肺アスペルギルス症だったということもありました。」

「うんうん，あるよね，そういうこと。」

「婚活パーティでよれよれの服を着ているくせに，実際は高年収の商社マンだったという経験を彷彿させますよね。」

「ごめん，それはよく分からない。」

4．抗酸菌編

私は「胸部レントゲン写真をみたら，結核と肺がんを疑え」という格言を広めているのですが（→34〜38ページ参照），それでも非呼吸器科医にとっては「いつ結核を疑うべきか？」という永遠の命題がつきまといます。

典型的な結核の画像所見は？

　典型的な結核は，どういう画像所見でしょうか。まず，胸部レントゲン写真だけでは疑うことは非常に難しいので，胸部CT写真ありきだと思ってください。「結核だな」と強く疑えるのは，胸部CT写真で**空洞や気道散布影**があってこそです。

　私の勤務している呼吸器内科のマンモス病院では胸部HRCTという高画質のCT写真が撮影できますが，通常何も指定しなければ，スライス厚の厚めの胸部CT写真が撮影されます。そのため，市中病院でとりあえず胸部CT写真を撮りました，という体(てい)で以下の議論をすすめます。

レベルA：結核に違いない

　絶対コレ結核でしょ！　というケース。これを**レベルA**とします（これはこの本だけの勝手な分類です）。このレベルAのような典型的な胸部CT写真は，非呼吸器科医であっても必ず結核を疑わなければいけません。**図1**に示します。

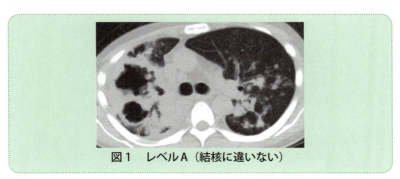

図1　レベルA（結核に違いない）

65

典型的な上葉優位の肺結核です。右肺に巨大な空洞があり，左肺には気道散布影がみられます。気道散布影というのは，気管支肺炎のように気管支に沿った結核腫のツブツブが見えることを指します。よく見て下さい。なんか気道に沿ってツブツブが見えますよね。このレベルAのケースでは是が非でも喀痰の抗酸菌検査を実施してください。

　こういう典型的肺結核の場合，コントロール不良の糖尿病やホームレスといった感染症にかかりやすい背景因子があることが多いです。

レベルB：おそらく結核だろう

　空洞が下葉にあったり，空洞や散布影が思ったほど目立っていなかったりして，自信を持って肺結核と言えないのが**レベルB**です（**図2**）。

　なんか肺がんかもしれないなと戸惑う人もいるかもしれません。呼吸器科医が見れば，100人中80人くらいが肺結核と自信を持てる画像所見ですが，非呼吸器科医だと意見が半々くらいに分かれるかもしれません。

　この写真のポイントは，空洞ではなくその周囲にある散布影です。線香花火のようなフワっとしたツブツブがたくさんみられます。これが結核の気道散布影です。tree-in-budという木につい

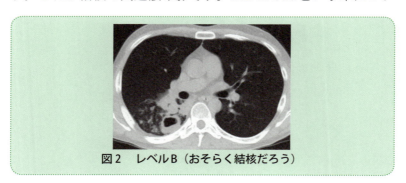

図2　レベルB（おそらく結核だろう）

4．抗酸菌編

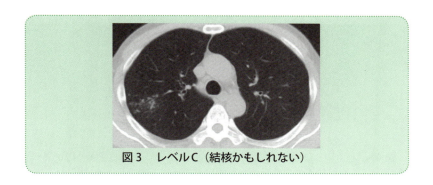
図3　レベルC（結核かもしれない）

たつぼみのような陰影が典型的な気道散布影と言われていますが，よくわからないので「日本人には線香花火パターンでいいじゃん」と思っています。

レベルC：結核かもしれない

レベルCは微妙な所見です。空洞がないけれど気道散布影らしいチョビっとした陰影がみられるタイプ（**図3**）。

見る人が見れば，肺結核かもしれないなと分かりますが，非呼吸器科医でこの写真で肺結核を疑わせるのはちょっと至難の業かもしれません。よくよく見ると気道散布影のようなツブツブがあるような，ないような。ちなみにこのレベルでは，非結核性抗酸菌との鑑別は画像だけではまず不可能です。

レベルD：結核の可能性も否定できない

レベルDは典型的な結核ではない胸部CT所見です。

図4はair bronchogram signのある大葉性肺炎のように見えます。大葉性肺炎の鑑別診断はレジオネラ肺炎やブドウ球菌性肺炎って習ったぞ，結核なんてなかったぞ！　という声が聞こえてきそうです。おっしゃる通りで，肺結核で大葉性肺炎像を呈する

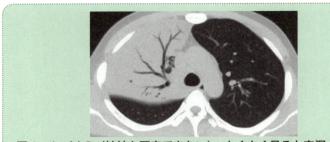

図4　レベルD（結核も否定できない）：よくよく見ると空洞っぽいところがあるので呼吸器内科医は結核かもしれないと気付く

のはまれです。こういった場合，肺結核を疑わなければならないわけではありません。

ちなみに高画質の胸部HRCT写真で典型的な肺結核を見ると，このようになります（**図5**）。

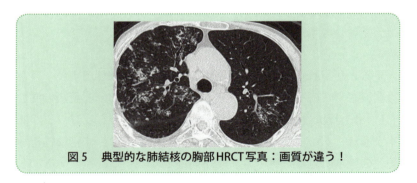

図5　典型的な肺結核の胸部HRCT写真：画質が違う！

これぞ線香花火のような気道散布影，ザ・結核でございます。高分解能で撮影できる病院は条件を指定してもよいですが，よく分からない人はあまり深く考えなくてよいです。

レベル別にすべきこと

レベルを**図6**にまとめたのでご参照ください。**レベルA～Bあたりはしっかりと肺結核を考慮して非呼吸器科医であっても喀痰**

検査を行うべきです。**レベルC～Dの場合，呼吸器内科に紹介すればよい**と思います。肺炎として治療していてよくならない症例があれば，早めに喀痰の抗酸菌検査を提出して下さい。

　こんな話を聞いてブルブルと怖くなってきた人は，肺炎の治療開始前に喀痰抗酸菌検査を提出するクセをつけてしまってもよいと思います。明らかに咽頭痛のあるかぜ症候群にそんな検査をするのはナンセンスですが，ある程度，下駄を履かせて過剰検査をしてもよいと私は思いますよ。

レベルA：結核に違いない
- 気道散布影を伴う空洞を呈する上葉有意の胸部画像をみたとき
- なおかつ「痩せ型，引きこもりの若者」，「不健康なタクシードライバー」，「寝たきり高齢者」の3種の神器population

レベルB：おそらく結核だろう
- 空洞を呈する上葉有意の胸部画像をみたとき
- なおかつ「痩せ型，引きこもりの若者」，「不健康なタクシードライバー」，「寝たきり高齢者」の3種の神器population

レベルC：結核かもしれない
- 上葉有意の胸部画像異常をみたとき
- 慢性的な微熱と呼吸器症状が続くとき
- ステロイドや免疫抑制剤を使用している患者さんで，市中肺炎などの呼吸器感染症をみたとき

レベルD：結核の可能性も否定できない
- 市中肺炎などの呼吸器感染症をみたとき
- 血痰が出ているとき
- ステロイドや免疫抑制剤を使用している患者さんで，市中肺炎などの呼吸器感染症をみたとき

図6　非呼吸器科医のための結核診療レベル

Question
喀痰から非結核性抗酸菌が出たら，どうしたらよいですか？

Answer
呼吸器内科に紹介してもよいですが，超高齢者では治療適応にならないことが多いです．視力障害に注意しつつ，非呼吸器科医でも治療は可能です．

「はい，もしもしひっこです．な，な，な，なんですって！！！　か，か，か，喀痰の抗酸菌塗抹検査が陽性ですってぇぇぇ──！」

「うるさいな，救急車のサイレンよりデカイ声だな．」

「ふっふっふ，なーんちゃってね，てへぺろ．喀痰の抗酸菌塗抹検査が陽性くらいでは，もう慌てなくなりましたよ，私．ダテにお見合いの回数を重ねていませんからね．」

「お見合いとどう関係しているんだ？」

「喀痰の抗酸菌が陽性でも，結核かどうかまず調べてから紹介，でしょ？　大丈夫ですよ，そんなに慌てたりしません．ダテに，お目当ての男性のLINE交換を2回連続拒否されたりしていませんからね．」

「お，おう……」

喀痰から抗酸菌が検出されると，「結核だー！」とあわてて結核病棟のある病院へ紹介する医師が昔は多かったのですが，PCR法やLAMP法の普及により，あわてて紹介しなくても結核菌かどうか判断してから紹介される事例がグンと増えました。

非結核性抗酸菌（NTM）が検出されたら？

さて，PCR法やLAMP法で結核菌が陰性だった場合，定義上その抗酸菌は**NTM**ということになります。少なくとも「結核だー！」と慌てて紹介する必要はまったくなくなります。

さて，NTMが検出されたとき，非呼吸器科医はどうすればよいでしょう？

治療法も何も分からんから，とりえあず全例呼吸器内科に紹介する，という方もいるでしょう。ええ，それでOKです。なんだよ，結局呼吸器内科に紹介するんじゃないか。ただ，ここではもう少しアドバンスな内容をお話したいと思います。

NTMと一口に言っても，ヒトに対して病原性を持つNTMは無数に存在します。もちろん無数は言い過ぎで，せいぜい何十・何百の世界なのですが。そのため，「NTM症の診断・治療をどうしたらいいでしょうか？」という質問は「ウルトラマンの好きな食べ物は何でしょうか？」と似たようなものです。ウルトラマンだって40人以上いるんですから，好みはウルトラそれぞれでしょうよ。あれ，たとえが悪いですか？

NTM ＝ *Mycobacterium avium* complex（MAC）

しかしご安心あれ，NTMで治療対象になっている菌はだいたい決まっておるのです。呼吸器科医のほぼ全員が知っている菌は**MAC（*M. avium* と *M. intracellulare* を合わせたもの）**です。そして，

呼吸器科医の半数以上が知っている菌は，*M. kansasii* と *M. abscessus* です。これ以外のまれな菌種となると，もしかしたら知らない呼吸器科医の方が多いかもしれません。

つまり，非呼吸器科医から呼吸器科医へNTM症を紹介するということは，多くがMACなのです。*M. kansasii* も結構多いのですが，予後良好な菌種なので，実臨床で問題になるのはMACのことがやはり多い。そのため，非呼吸器科医にとっては，**NTM ＝MAC** と覚えてしまえばよいのです。

高齢者のMAC症はあえて治療しない？

さてさて，MAC症はどう治療するのでしょう。実は，診断がついた時点で超高齢者には治療を導入しないという選択肢を選ぶことがあります。肺の中葉や舌区というところにワラワラとMACがいたとしても，その陰影が寿命までに大きな悪さをしないのならば，手を出さないという選択肢もアリなのです。

裏を返せば，それほど進行がゆるやかとも言えます。

また，超高齢者の場合，副作用に難渋して結局治療ができませんでした，ということも多い。さらに，このMAC症，スカっと綺麗によくなることはまれなのです。どれだけ治療してもほとんど変化なく治らない人もいます。

そういった事情もあって，超高齢者ではMAC症の治療を敢えて導入しない選択肢もアリだと申し上げたい。極端な例を出すと，100歳のMAC症の患者さんは呼吸器科にわざわざ紹介しなくてもよい，ということになります。70〜80歳以上でも結構躊躇する呼吸器内科医が多いので，ボーダーラインは80歳あたりだと思ってください。

高齢者に対する敢えて治療しない選択肢，これを覚えておいてください。いや，でもギネスブック級に120歳くらいまで生きられそうな元気な80歳なら治療を導入することもありますよ。例外

はありますからね。

治療する場合の実際

　超高齢者以外ではどうするか。やはり呼吸器科医に相談するのがベターですが，実は菌種によって治療法が決まっています。

　MAC症にはリファンピシン・エタンブトール・クラリスロマイシンの3剤併用療法を導入します。

　眼疾患，特に網膜・視神経疾患があるとエタンブトールの使用が憚られます。その場合でもリファンピシン・クラリスロマイシンの2剤や，ここにストレプトマイシン・シタフロキサシン（グレースビット®）などを加えて治療することもあります。

　眼科的懸念がうすければ，最初に述べたリファンピシン・エタンブトール・クラリスロマイシンの3剤併用療法がスタンダードですから，プライマリケアで導入してもよいと私は考えています。

肺MAC症：体重60kgの場合

リファンピシン（150mg）　4カプセル分1
エブトール®（250mg）　3錠分1（長期治療のため視力障害に注意）
クラリス®（200mg）　4錠分2

※上記にストレプトマイシン，カナマイシンの各々15mg/kg/日以下を週2回または週3回の筋注併用可。
※アミカシンも有効だが，保険適用外。
※標準治療薬のいずれかが使用できない場合，標準治療では病勢が抑えられない場合，クラリスロマイシンのMIC≧32高度耐性の場合，グレースビット®（100mg）2錠分1の追加を考慮。
※治療期間は菌陰性化後1年とされているが，それを超えて継続する症例も少なくない。

*M. kansasii*は予後良好ですが，プライマリケアレベルで遭遇することは多くありませんし，また若い患者さんが多いですから，MAC以外の菌種は全例呼吸器科に紹介してもよいでしょう。

いずれのNTM症も，診断基準は「喀痰から2回」というのが原則ですから，できれば2回検出することを確認してから治療を開始してください。

▶コラム5:「上肺野」,「上葉」の使い分け

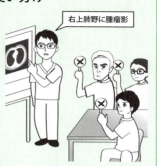

胸部CT写真を見て,「右上肺野に腫瘤影があります」と言うと,一部のベテラン呼吸器科医からブーイングが来ます。いや,ブーイングは言い過ぎか。

なぜかお分かりでしょうか?

実は,胸部CT写真の場合,上肺野ではなくて上葉などのようにより解剖学的に細かい表現を使わないといけないという風習があるからです。いや,別にどっちでもいいじゃんと思っているんですけどね,私は。

逆に,胸部レントゲン写真だと中肺野などとぼやかして言う人が多いです。これは,レントゲンの真ん中に陰影があっても,それが中葉なのか下葉なのかよくわからないケースが多いからです。

ちなみにベテランの呼吸器科医でも,1枚の胸部CT写真を見せられると,上葉なのか中葉なのか即答できないこともしばしば。連続して上からザーッと読影しないと,分からないこともあります。どないやねん。

Question
結核・非結核性抗酸菌症のような陰影が肺にあるけど，喀痰検査で異常がない患者さんはどうすればよいですか？

Answer
1ヶ月後，3ヶ月後などに定期的にフォローして，変化があれば呼吸器内科に紹介するという戦略でもよいです。

「こりゃ結核だ！　っていう肺のカゲがあるのに，喀痰を調べたけど何も出なかったんです。」

「あるある。」

「呼吸器内科に紹介しましょうか，気管支鏡までやりましょうか，といろいろお薦めしてみたんですけど，ウンと言ってくれなくて。」

「しんどい検査だからね。」

「確かに肺にチョロっとカゲがあるんですけど，こういうときは経過観察でいいんですか？」

「そのとーり！　よほどのことがなければ経過観察でいい。私の妻も，今年に入ってケーキにハマってしまい，体重が毎月3kgずつ増えているけど，経過観察だ。」

「だめでしょ，それ。」

結核か非結核性抗酸菌症かよくわからんけど，何かしらの陰影が肺にある，それだけで呼吸器科へコンサルトする，うむ，それでもよいでしょう。ただ，「陳旧性肺結核じゃないの？　これ」というようなチョビっとした陰影を目の前にして，喀痰検査は陰性，本人は無症状だったとき，本当に呼吸器科へコンサルトするべきでしょうか？

　私たちはこういった症例をコンサルトされたとき，できるだけ喀痰検査で菌の検出を狙います。すごいアナログ作戦ですが，これがベストなのです。どうしても喀痰検査が陰性だったとき，気管支鏡検査や胃液検査などでさらに抗酸菌をつかまえにいきます。

症例ごとに考える

　ただ，全員そこまで頑張らなければならないかと問われると，NOです。

　たとえば，35歳の男性で肺結核のような陰影があってQFT陽性で喀痰陰性という場合，まぁ間違いなく結核ですよ，この男性は。だから，何としてでも結核菌を検出するために胃液や気管支鏡をお願いすることになるんです。たとえ結核菌が出なくても，治療開始することがありますが，結核菌の薬剤感受性を知りたいのでできるだけ菌を培養できるよう努力します。

　一方，85歳の女性で肺結核のような陰影があるけど，5年前からほとんど変わっていないか少し進行している程度の画像所見の場合，喀痰検査が3回陰性ならばそれ以上精査しないこともあります。結核の可能性は残りますが，陳旧性肺結核や非結核性抗酸菌症と区別が難しいのです。ましてや無症状だったら，定期的に画像検査をフォローするだけで疾患が悪化するかどうか観察するくらいの余裕はあります。肺がんとは違うので，何が何でも超早期の診断をつけなくてもよいと思います。

コンサルトのタイミング

　そのため，抗酸菌感染症の診療では，１秒でも早く呼吸器科へコンサルトしなければならない状況はそうそうなく，無症状で落ち着いているのならば，１ヶ月後，３ヶ月後の画像検査と比較して，「少し悪化しているなぁ」というときに呼吸器科へコンサルトしていただくぶんには全く問題ありません。もちろん，その間に喀痰検査を何度か繰り返してもらえると，なおベターです。

　ほとんど変化がない場合，陳旧性結核や，活動性の乏しい非結核性抗酸菌症をみている可能性が高いので，定期的な画像検査のみでフォローすれば全く問題ないと考えます。

　もしコンサルトする場合，可能であれば結核病床のある呼吸器内科に紹介したほうがよいでしょう。というのも，万が一，喀痰から抗酸菌が検出されようものなら，そこからさらに別の呼吸器内科へ"ピンポン紹介"になることがあるからです。市中の総合病院は結核病床を有していないところがほとんどなので，結核診療が可能な近所の病院を普段から意識しておく必要があります。

　大阪府で結核菌が検出された場合は，いつでも近畿中央胸部疾患センターへ紹介してください（宣伝）。

Question
絶対肺結核だと思うような陰影だけど喀痰検査は陰性，どうしたらよい？

Answer
呼吸器科紹介でよい。しかし，胃液検査でも菌は検出できる。

「ぜーーったい肺結核，これ絶対肺結核ーー！　って思っている症例ほど，喀痰検査が陰性という不思議。」

「うん，痰の出し方が上手でなかったり，いろいろな理由があるんだけどね。」

「まぁ，うちの病院には喀痰検査すらせずにとりあえず呼吸器科へ送っている先生もいますけどね。」

「ううっ，別にそれでもいいけど……。ちなみに胃液検査は結構結核菌が検出できるから，オススメだよ。」

「あ，私胃管入れるの得意なんです！　この間もお見合いで『胃管で噴門部を通るときの指の感覚が好きです』って言いました。」

「そりゃ破談だわ。」

4. 抗酸菌編

「空洞+気道散布影」＝肺結核を疑う

　肺結核を疑う画像所見は，空洞+気道散布影です（**図1**）。空洞だけなら肺がんや血管炎の可能性もありますが，気道散布影があるということは気道周囲に病巣がまき散らされていることを意味し，抗酸菌感染症くらいしかこんなカゲにならないでしょう※。

> ※ただし，肺アスペルギルス症は結構肺結核と間違えられやすいです。マイコプラズマも似たような気道散布影をとることはありますが，空洞はまずないです。

　肺の上のほう（上葉）に病巣があったら結核，まんなか（中葉・舌区）にあったら非結核性抗酸菌症，という覚え方でも問題ありませんが，両者を100％鑑別する方法はないため，常に結核を疑いながら診療にあたるのがスジってもんです。

　さて，**図1**のような結核らしい画像をみたとき，喀痰検査をまず実施してください。普通の一般細菌じゃないですよ，抗酸菌検査です。しかし，何度やっても陰性だったとしましょう。

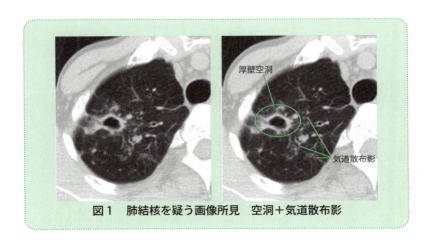

図1　肺結核を疑う画像所見　空洞+気道散布影

胃液を採取してみよう

どうしよう，と呼吸器内科に紹介することにしました。はい，これはナイスチョイスです。この時点で呼吸器内科に紹介するのはベリーグッドです。ただ，もし余力があるのであれば，**胃液を採取してもらいたい**。胃液の抗酸菌を調べてもらうのです。そこまでしていただけたら，超ベリーグッド，略してチョベリグです。

「えー，胃管を飲み込んでもらって胃液をとるなんて，慣れてないからむりー」とおっしゃるドクターもいるかもしれませんが，呼吸器内科医とて経鼻胃管を入れて胃液を採取するなんて，本来専門外なんですよ！（経鼻胃管に専門とか非専門とかあるのだろうか……）

抗酸菌はその名の通り，胃液の中でも元気にモソモソと生きているので，胃液から抗酸菌を検出することでも診断がつきます。

残念ながら喀痰検査も胃液検査も陰性だった場合，最終的に気管支鏡検査が実施されます。ここまでやって診断がつかない人はほとんどいません。フタを開けたら血管炎だった！　という現象が起こることもありますが，「こいつぁ結核だな」と思っている場合，大概抗酸菌感染症です。

さて，胃液を採取してみたところ，抗酸菌染色陽性でした！よしっ，診断がついたっ！　結核だ！

実は……

ところが，**図1**の症例は *Mycobacterium kansasii* でした。え，なにそれ，結核じゃないじゃん。ヤブ医者！　うそつき！　いえいえ，ちょっと待ってください。

肺カンサシ症は肺MAC症と並んで有名な非結核性抗酸菌症で，

結核とそっくりな陰影を呈することで知られています。カンザス州から名前がついているので，正しくはカンザシ症なのですが，国内ではカンサシ症と呼ぶ専門家が多いです。

　非呼吸器科医にはなかなか知られていない肺カンサシ症は，結核とそっくりなので，画像だけではプロ以外判別不可能です（プロ中のプロの胸部放射線科医は判別できるのだ！　たぶん）。

Question
肺に少しカゲがある80歳男性，クォンティフェロン陽性！　結核ですね！

Answer
それはわかりません。

「うちの後輩のイケメンドクター，肺に少しカゲがある高齢男性でクォンティフェロンを採取したんです。」

「ほうほう。」

「そしたら『陽性だから結核ですよ！』って鼻息荒く興奮しながら私にすり寄って来るんです」

「ひっこ先生の表現は，なんか卑猥だなあ。」

「これって，本当に結核を発病しているんですか？」

「いや，この情報だけではわからないんだ。」

解釈の難しいクォンティフェロン（QFT）

そもそもQFTって何よ，って話ですよね。「**結核だったら陽性，そうでなかったら陰性が出る検査**」だと思っている非呼吸器科医が多いですね。決して間違いではありませんが，実は結構QFTの解釈は難しいのです。

これは，結核菌特異抗原に対するIFN-γを測定する血液検査で，BCG接種歴に影響されません。現在はQFT-3G®とT-SPOT.TB®が用いられていますが，前者の方が有名です。どちらもほとんど差はないので，気にしないで下さい[1]。

感度・特異度が100%の検査というわけではなく，たとえば活動性結核の場合，QFT-3G®の感度は80%，特異度は79%です。また，T-SPOT.TB®の感度は81%，特異度は59%です[2]。あれ，低い。

そのため，結核診療医は肺結核を診断する際，これらの検査をそこまでアテにしていません。喀痰検査・画像検査の方を何倍も重視しているのです。あくまで補助診断に使っているだけなのです。

検査キットのパンフレットにはもっと高い感度と特異度が記されていると思いますが，結核感染が明らかな患者さんと健常人を比べたような理想的な状態で行われたものがほとんどであり，実地診療にはまったく沿っていません。

高齢者だとさらに難しい

しかも高齢者の場合，QFTの解釈には注意が必要です。まず第一に，高齢になればなるほど結核の感染率が増えていきます（知らないうちにかかってしまって発病していない人も多いようです）。60歳以上の年代では50%以上の人が結核に既感染していることが推定されています[3]。そのためQFTが活動性結核の指標にはならないと考える専門家も多いのです。

反面，高齢者やステロイドを内服している患者では細胞性免疫が弱っており偽陰性になることがよくあります。そのため，高齢

者のQFT陽性率は結核推定既感染率をはるかに下回るとされています[4]。**つまり，結核にかかりやすい高齢者こそが，QFTが陽性になりにくいというジレンマがあるのです**[5]。

　ただ，以前は高齢者のQFT陽性イコール昔の感染と考えられていたものが，実は結構な割合で直近の感染を反映していることが多いことも分かっており，高齢者にもQFTはそれなりに有用であるという意見もあります。

　「感染症法に基づく結核の接触者健康診断の手引き（改訂第5版）」では，「50歳以上の場合でもQFT検査による結核感染スクリーニングを積極的に推奨する」[6]と書かれています。

　つまり，**全然使えないじゃんってことはないけど，陽性だからコレ！　陰性だからコレ！　というカンタンな検査ではない**ということです。そのため，高齢者のQFT陽性を解釈するためには，画像検査と喀痰検査なしには何もわからないというのが現実的なところです。

他の検査も行い，慎重に判断しましょう

　イケメンドクターくんが提示した「肺にカゲがある高齢者のQFT陽性」というのは，陳旧性肺結核なのか活動性肺結核なのかは慎重に判断しなければいけません。

　喀痰検査をとりあえず3回連続で実施して，すべて陰性ならばひとまず安心できます。結核菌を周りにガンガンばらまいているという状態ではないからです。

　ただ，胸部CT検査で気道散布影や空洞があって，ゴホゴホ咳をしている場合には，早めに次の一手として胃液検査か気管支鏡検査を行う必要があります。フタをあけてみたら肺がんだったという症例は数えきれないくらい経験してきたので，結核だと思い込まないことも重要です。

　また，結果的に検査で何もわからなかったということもありますが，高齢者の場合，陰影の変化を経時的にみていくという選択

肢（経過観察）もよくとります。

　ちなみに，QFTが役に立つなぁと思うのは以下のような場面です。

・20〜30代の空洞性肺炎患者がQFT陽性，喀痰検査はまだ抗酸菌塗抹
　陰性
　→　間違いなく結核でしょう（いずれ塗抹陽性になるとは思いますが）。

・20〜30代の咳をしている既往歴のない男性，QFT陰性
　→　間違いなく結核ではないでしょう。

・既往歴のない45歳の胸水＋縦隔リンパ節腫大，肺に陰影なし。胸水
　はリンパ球比率90％。QFT陽性
　→　結核性胸膜炎の可能性が高いでしょう。

・腸腰筋膿瘍の35歳男性。穿刺培養しても菌がはえず。微熱続く。
　QFT陽性
　→　結核性腸腰筋膿瘍かもしれません。

　上記のように役立つ場面はありますが，覚えていただきたいの
は，決してQFTだけで結核を診断したり除外したりしないこと
です。

（参考文献）

1）Higuchi K, et al. Comparison of specificities between two interferon-gamma release assays in Japan. Int J Tuberc Lung Dis. 2012 Sep; 16（9）: 1190-1192.
2）Sester M, et al. Interferon-γ release assays for the diagnosis of active tuberculosis: a systematic review and meta-analysis. Eur Respir J. 2011 Jan; 37（1）: 100-111.
3）森亨. 結核感染をめぐる諸問題. 結核1988; 63: 339-348.
4）瀬戸順次ら．接触者健康診断における高齢者に対するインターフェロン-γ遊離試験の有用性の検討．結核 2014; 89: 503-508.
5）de Visser V, et al. False-negative interferon-γ release assay results in active tuberculosis: a TBNET study. Eur Respir J. 2015; 45（1）: 279-283.
6）感染症法に基づく結核の接触者健康診断の手引き（改訂第5版），厚生労働科学研究，結核予防会.

Question
肺に少しカゲがある75歳女性に生物学的製剤を始めたいです。肺結核や非結核性抗酸菌症は大丈夫ですか？

Answer
できるだけ活動性結核がないことを確認してください。
非結核性抗酸菌症が疑われる場合，リスクとベネフィットを天秤にかけるしか判断材料がないことが多いです。

「重度の関節リウマチをかかえた75歳の女性がいるんですが，生物学的製剤を投与しないと今後厳しそうなんです……。」

「そうなんだ，大変だね。」

「でも，肺に色々カゲがあって，結核か非結核性抗酸菌症か，ナニカがいそうなんですよ。」

「ナニカ，ねぇ。でも，調べるしかないよね。」

「でも喀痰検査は陰性だし，なんかもうエイヤって生物学的製剤を投与してもいいんじゃないかって思うんですが，ぶっちゃけどうなんでしょう？」

「実はかなりデリケートな問題なんだ，コレ。僕のエンジェル・ガラス・ハートくらいデリケートなんだよ。」

「何言ってんですか，病棟ナースに『ぱるもん先生はチャライ，エロイ，ウザイ，クサイ』とか陰口たたかれていますけど，先生はまったく動じていないじゃないですか。」

「パリン！（ガラスが割れる音）」

生物学的製剤を使わないといけないようなケースでは，肺に少しカゲがある場合，呼吸器内科に「大丈夫でしょうか？」とコンサルトが来ます。「そんなん知らんがな！」というケースも時にあるのですが，せっかくなので結核菌と非結核性抗酸菌（NTM）に分けて議論してみましょう。

●結核菌

　結核菌の方が議論の余地は少ないです。まず，日本リウマチ学会から提示されている「関節リウマチ（RA）に対するTNF阻害薬使用ガイドライン」[1]によれば，以下のように記載されています。

・結核の既感染者，胸部X線写真で陳旧性肺結核に合致する陰影（胸膜肥厚，索状影，5mm以上の石灰化影）を有する患者，インターフェロン-γ遊離試験あるいはツベルクリン反応が強陽性の患者は潜在性結核を有する可能性があるため，必要性およびリスクを十分に評価し慎重な検討を行った上で，TNF阻害薬による利益が危険性を上回ると判断された場合にはTNF阻害薬の開始を考慮してもよい。

・潜在性結核の可能性が高い患者では，TNF阻害薬開始3週間前よりイソニアジド（INH）内服（原則として300mg/日，低体重者には5mg/kg/日に調節）を6〜9ヶ月行う。

・スクリーニング時にツベルクリン反応等の検査が陰性の患者や，抗結核薬による予防投与がなされていた患者からも投与後活動性結核が認められたとの報告がある。TNF阻害薬による治療期間中は結核の発現に留意し，患者観察を行う。

　結局どういうことやねん。つまり，「疑わしければイソニアジドによる治療を行ってもよいですよー」ということです。イソニアジドを単剤で投与することで，結核の発症を予防できるというエビデンスがあるのです※。昔はこれを「予防」内服なんて呼んでいましたが，今は潜在性結核感染症の「治療」と呼ばれています。身体の中に，活動性はないけれどコッソリひそんでいる結核菌を治療するという意味が込められています。

※100％予防できるわけではありません（70〜80％くらい）。6ヶ月だと短いので，リスク因子がある場合は9ヶ月の方がよいです。

　ただ，結核の有無がよくわからないときはリスクとベネフィットを天秤にかけて判断しなければいけません。

　生物学的製剤投与下では，半数が肺外結核なので肺内ばかりに気を取られないでください．

落としどころ① 「慎重に検討」

　高齢者の場合，既往感染ということでクォンティフェロン（QFT）が陽性になってしまうことがありますし，胸部CTで非特異的な粒状影がチラホラ見えることだってよくあります。そういう患者さんの場合，喀痰検査が陰性ならば，カゲがしょぼければ「結核なし！」と判断されることが多いです。

　ただ，免疫抑制剤やステロイドを内服しているような患者さんに対して，「結核なし！」と判断するのは呼吸器内科医としてはかなり勇気が要ります。こういうグレーゾーンの患者さんに，どこまで結核の存在を調べるかが難しい。「気管支鏡やりましょう」と提案するのは簡単ですが，受ける患者さんはしんどいですよ。

　つまり呼吸器科医は，**本当に目の前の患者さんが結核菌を有していないと断言できないのです**。これは，悪魔の証明です。

　できるだけ結論を出したいところなのですが，「結核は否定できないので慎重に検討されてはいかがでしょうか」という論調で及び腰の返事をする呼吸器内科医も少なくありません。「なんだよ，結論出せよ！」と思われるかもしれませんが，最終的には「慎重に検討」が落としどころになってしまうのです。それが今の日本の医療。

落としどころ②とりあえずイソニアジド

もう１つの落としどころとして，とりあえずイソニアジドを９ヶ月内服してもらうという手があります。

まったく結核菌感染の根拠がないのに投与するのはダメですが，総合的に「こりゃあ生物学的製剤を使うのはリスキーだな」と思ったときに，結核の発症を予防するためにイソニアジドを飲んでもらうのです。そして，３週間程度経過したら生物学的製剤を開始する。

なぜかというと，抗結核薬による初期２〜３週間の結核菌抑制効果がかなり大きいからです。

生物学的製剤を中止する場合

間違いなく結核にかかってしまっている患者さんの場合，生物学的製剤が中止されることが多いです。

ただ，生物学的製剤を急に中止すると関節リウマチの悪化を招くだけでなく，結核の初期悪化※が誘発されるという意見もあるため，継続投与ないし早期再開すべきという意見が増えてきました。実際に生物学的製剤を並行しながらうまく結核治療が導入できた症例もあります[2]。

※別名paradoxical reaction。結核の治療を開始したあと，一旦改善がみられた後に全身状態が悪化する現象のこと。

「生物学的製剤と呼吸器疾患 診療の手引き」[3] には，併発した結核が粟粒結核などの重症例で，適切な抗結核薬とステロイドが投与されているにも関わらず初期悪化に難渋する場合には，生物学的製剤の再開を考慮してよいと明記されています。

●非結核性抗酸菌（NTM）症

さて，NTMの場合は，結構ややこしい。結核とちがって，極

端に慢性の経過で，かつ難治性のことが多いから。つまり，NTM
症の患者さんは，基本的に常時感染して治療を受けている人が多
いのです。少なくとも外来ベースで通院している人は，そういう
患者さんが大半。

　NTM症の治療中だから生物学的製剤はダメなのかというと，
そういうわけではありません。「生物学的製剤と呼吸器疾患 診療
の手引き」[3] によれば，

> 「NTM症と確信されている場合，原則禁忌であるが，菌種が _M. avium_
> complex（MAC）で，X線病型が結節・気管支拡張型であり，肺の既
> 存病変が軽度，全身状態が良好，抗NTM治療が長期にわたって継続
> でき，治療反応性が良好であることが確認され，また関節リウマチの
> 疾患活動性が高度で生物学的製剤の投与を強く必要とする場合に限り，
> リスク・ベネフィットバランスを十分検討したうえで生物学的製剤の
> 開始を考慮してもよい」

と書かれています。文章が長い！　なんのこっちゃよく分からな
い。
　簡単に書くと，

「NTMの菌種がMACで，元気そうなら大丈夫かもしれない」

ということです。

　NTMには68～72ページにも書いたようにたくさんの種類が存
在しますが，ヒトに対して病原性をもつNTMの中で最も多いの
はMACです。ただ，MACの重症度は人によって異なり，毎日喀
血している空洞バリバリの高齢者から，軽い粒状影がある無症状
の若年者までいます。
　要は，「大丈夫そう」であれば生物学的製剤をトライすること

92　4. 抗酸菌編

は許されるということです。そのボーダーラインは臨床医によって異なりますが，たとえば酸素療法を開始しなければいけないくらい重度の肺病変があるNTM症にはダメでしょう。3年くらいNTM症の治療をされていて，落ち着いている元気な人であればOKだと思います。

　結局，リスクとベネフィットを天秤にかけて総合的に判断せざるを得ないケースが多々あるということです。
　ちなみに，生物学的製剤投与下でNTM症を発症するケースの大部分は，RAによる気道病変が先行しているとされています。

免疫抑制剤と呼吸器感染症

　ちなみに免疫抑制剤と呼吸器感染症の兼ね合いもよく問題になりますが，とりわけメトトレキサートに関してはNTM症の予後を不良にするというエビデンスはないため，悪化に注意しながら継続することは可能だと思われます。ただし，治療開始後に結核やNTM症を新規に発症したようなケースは，すべからく免疫抑制剤をいったん中止すべきとされています。

（参考文献）
1）関節リウマチ（RA）に対するTNF阻害薬使用ガイドライン（2017年3月21日改訂版）．日本リウマチ学会．（http://www.ryumachi-jp.com/info/guideline_TNF.html）
2）Matsumoto T, et al. Infliximab for rheumatoid arthritis in a patient with tuberculosis. N Engl J Med. 2006 Aug 17; 355（7）: 740-741.
3）生物学的製剤と呼吸器疾患 診療の手引き．日本呼吸器学会．克誠堂出版．

5

閉塞性肺疾患編

Question

喘息と咳喘息の違いを誰でも分かるように教えて欲しい。

Answer

咳嗽が主症状で，聴診で異常がない喘息みたいな疾患を咳喘息と呼びます。
治療法はほぼ同じです。

「こないだ合コン…………じゃない，意見交換会に行ってきたんですけど，男性陣の名前が山本さん，山田さん，本田さん，本山さんだったんですよ。」

「覚えにくそうだね。」

「勤務先も覚えにくくて，山本さんが本山ジャパン同和損害保険で，山田さんが本田日本生命保険，本田さんが山本海上生命保険，本山さんが山田東京生命保険にお勤めなんですよ～」

「ギブギブギブ！　ムリ！　……っていうか，よく覚えたな，すごいな，君。」

「喘息と咳喘息みたいな感じですよね，どう違うの？　って感じ！」

「それだけ記憶力があれば，喘息と咳喘息の違いを理解するのは簡単だと思うんだけどなぁ……。」

咳喘息って何？

　非呼吸器科医も「咳喘息」という病名を耳にしたことがありますよね？　しかし，喘息との違いまで理解している人はほんの一握りではないでしょうか。私はギリギリその一握りに滑り込みセーフで入っています。そりゃそうだ，一応呼吸器内科医だもの。

　たとえば，私たち呼吸器内科医で，GERD（gastroesophageal reflux disease）と NERD（non-erosive reflux disease）の違いを分かっている人なんてマイノリティです。その道のプロからすれば「当たり前」と思っている疾患でも，他診療科のドクターにとっては「なんとなくよく分からないデス」と放置されていることが多い。

　咳喘息というのは，喘息に「咳」がついているわけですから，その名の通り咳が主体の喘息のことを指します。いやいや，喘息発作のとき咳が出る人だっているじゃん，そういうツッコミが出てきますよね。確かに喘息の症状として，咳嗽はメジャーです。典型的にはヒューヒューゼイゼイという喘鳴が喘息の主症状ですが，ゴホゴホヒューヒューと咳嗽を訴える患者さんも多い。

聴診で鑑別できる

　そこで，聴診器の登場です。非呼吸器科医の方々は「あれオレの聴診器ってどこにいったっけか」というくらい長らく使っていないかもしれません。喘息っぽいなと思った時に聴診器でヒューヒュー，クークーという wheezes が聴取されなければそれは咳喘息の可能性が高いということです。

　いいですか，聴診器でヒューヒュー，クークーと音が聴こえたら，そりゃあ喘息です[※]。

97

※COPD増悪でもwheezesは聴取されますが，それはそれ。これはこれ。

　生理学的な各論や病理学的なマニアックなところを論じると，呼吸器科医ですらついていけなくなるので，非呼吸器科医の方々は「**咳喘息は咳主体の喘息，聴診で異常なし！**」と覚えてしまってください。

ぶっちゃけ……

　しかし，私はこの咳喘息という疾患の存在，非呼吸器科医は覚えなくてもよいと思うんですよね。その理由は，喘息と治療法がほとんど同じだからです。基本的に両者ともに気道過敏性が亢進する疾患で，吸入薬（吸入ステロイド薬＋吸入長時間作用性β_2刺激薬）がよく効きます。アドエア®とかシムビコート®です（ちなみに私はレルベア®が好き）。

　じゃあ咳喘息なんて疾患概念，そもそも要らないじゃん。喘息と治療法が同じなんだから。

　うっ……それを言われるとつらいところです。ただ，慢性咳嗽の中には咳喘息が見逃されるケースも多々あるので，喘息じゃないということで適切な治療が入っていない患者さんも少なくないのです。また，咳喘息の一部は喘息へ移行することが知られており，ただの慢性咳嗽として放置するのはよくないですよ，という考え方もあります。そのため，できるだけ早期に診断をつけてあげるのが望ましいのです。

▶コラム6：あなたの診療科のヒポクラテス症候群は？

　呼吸器内科医をしていると，自分の咳に非常にナーバスになります。
　私のように小さな子どもが家にいる勤務医は，年に何回かは風邪をもらうはずです。咳が出たら，まぁ大概そうなんでしょうが，ナーバスな呼吸器内科医は一味ちがいます。

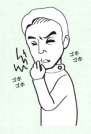
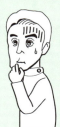

　まず，**結核**を疑ってしまうのです。結核だけならともかく，肺がんやら膿胸などの難治性疾患も想起したりして，どんどん深刻な気分になっていきます。

　医学生や医師にとって，ちょっとした身体の異常が，珍しい疾患の症状に似ている気がして，「あの病気かもしれない」と悩むものを通称「ヒポクラテス症候群」と呼びます。呼吸器内科医のヒポクラテス症候群の第一位は**結核**だと思います。

　みなさんの診療科ではどうでしょうか？
　知り合いの消化器内科医は，自分のおなかが痛くなったら**スキルス胃がん**や**膵がん**を疑ってしまうそうです。（笑）

　ちなみに，このヒポクラテス症候群は映画『ヒポクラテスたち』に登場するセリフが由来であると考えられています。
　この映画は，京都府立医科大学出身である大森一樹監督が1980年に発表した作品です。映画の中に「医大に入って医学を勉強すると，どの病気も自分に当てはまってしまうと考えてしまう，それをヒポクラテス症候群と言う」というシーンがあります。

Question
問診や身体所見だけで喘息の診断をしてはいけないのですか？

Answer
クリニックレベルの場合，個人的にはよいと思います。

「こないだ，イケメンの後輩に聴診のやり方を教えたんですよ，手取り足取り手取り，くんずほぐれつ。」

「ほうほう，逆セクハラってやつだな。」

「wheezesが聴こえたら，喘息かCOPD増悪かどちらかだ！と教えました。」

「まぁ，エッセンスとしては悪くないよね」

「その時に喘息の診断ってどうやるんですか？　って聞かれたので，スパイロメトリーやピークフローメーターでウンヌンカンヌンって答えたら，『でもクリニックにそんな設備がない場合，聴診だけで診断つけてもいいんじゃないですか？　COPDと喘息ってそもそも年齢層が違うからすぐに分かりますよね』って返されて……」

「いや，的を射た素晴らしい質問だ。神童と呼ばれていた昔の私を見ているようだ。」

「神童。」

「なんだその害虫を見るような目つきは。」

喘息診断の目安

喘息には診断基準はありませんが，日本のガイドラインに「診断の目安」というものがあります（**表1**）[1]。つまり，「○項目中○項目を満たせば喘息です！」という具体的な診断基準はなく，いろいろ検査して「喘息かな〜」と考えるのが実地的な喘息診断なのです。

表1　喘息診断の目安[1]

1．発作性の呼吸困難，喘鳴，胸苦しさ，咳（夜間，早朝に出現しやすい）の反復 2．可逆性の気流制限 3．気道過敏性の亢進 4．アトピー素因の存在 5．気道炎症の存在 6．他疾患の除外
・上記の1，2，3，6が重要である。 ・4，5の存在は症状とともに喘息の診断を支持する。 ・5は通常，好酸球性である。

海外の目安

海外ではGINA（Global Initiative for Asthma）という誰もが知っている喘息のガイドラインがありますが，ここでも確実な診断基準を明示されているわけではありません[2]。フローチャートに沿って，また表に従って診断をつけていきます（**図1，表2**）。

あ，覚えなくてよいですよ，こんな難しいフローチャート。

理想と現実

日本とアメリカのガイドラインを見て分かる通り，呼吸機能検査（スパイロメトリー）や気道過敏性検査が必要のようです。しかし，前者はともかく後者はほとんどクリニックレベルでは実施できません。呼吸器内科に造詣の深い，喘息のプロフェッショナ

ルくらいしか気道過敏性検査を実施していないでしょう。場合によっては，ただの呼吸機能検査すら実施できない施設だってあるでしょう。

　そのため，問診でアレルギー素因があったり，聴診でwheezesが聴取されたりすると，「こりゃあ喘息だ！」と診断されていることも多いです。果たしてこれはダメなことでしょうか。

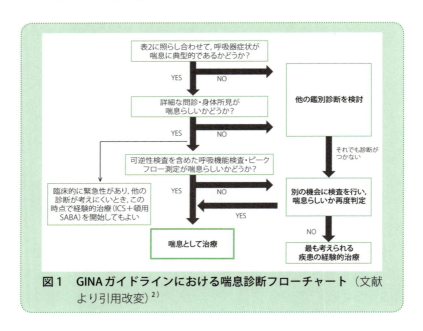

図1　GINAガイドラインにおける喘息診断フローチャート（文献より引用改変）[2]

表2　GINAガイドラインにおける喘息診断基準表（文献より引用改変）[2]

診断的特徴	喘息診断のための基準
1.　呼吸器症状	
喘鳴，呼吸困難，胸部圧迫感，咳嗽	・通常呼吸器症状のうち1つ以上有する ・呼吸器症状は時間や強度がまちまちである ・呼吸器症状はしばしば夜間や早朝に増悪する ・呼吸器症状は運動，笑い，アレルゲン，寒気によって誘発される ・ウイルス感染時に症状が出現・悪化する
2.　気流制限の変動	
呼吸機能検査で変動がみられ，気流制限が存在する	・変動が大きいほど，変動がみられる機会が増え，喘息の診断の確からしさが増す ・一度でも1秒量が低いとわかれば，1秒率の減少を確認する
気管支拡張薬による気道可逆性検査（実施にあたってSABAは4時間以上，LABAは15時間以上前から中止しておく）が陽性	・気道可逆性試験により1秒量がベースラインから12%かつ200mLを超えて上昇（サルブタモール相当量200〜400μgを吸入後10〜15分で実施） ・15%かつ400mLを超えて上昇すれば確からしい
2週間の間，1日2回のピークフロー測定で変動がみられる	日中の変動が10%を超える
抗炎症治療の4週間後の呼吸機能が有意に改善	呼吸器感染症以外の治療をおこない，4週間後の1秒量がベースラインから12%かつ200mLを超えて上昇
運動誘発試験で陽性	1秒量がベースラインから10%かつ200mLを超えて減少
気道過敏性検査で陽性	メサコリンやヒスタミンによって1秒量がベースラインから20%以上の減少，あるいは標準化過換気試験，高張食塩水吸入試験，マンニトール吸入試験で15%以上の減少
外来ごとの呼吸機能検査の変動（信頼性は乏しい）	外来ごとの1秒量の変動が12%かつ200mLを超える，ただし呼吸器感染症は除外

過剰治療より見逃しが問題

喘息の大家はNO！　とおっしゃるかもしれませんが，クリニックレベルなら私は別に問題ないと思っています。

喘息でやってはいけないのは，**見逃し**です。過剰治療もどうかと本音では思っていますが，無治療放置プレイよりは100倍マシです。喘息として治療を受けている人の3人に1人くらいは「医学的に喘息とは言えない」という研究結果があるほど，喘息は過剰診断・過剰治療されているのが現実ですが[3]。

高齢者の場合は注意が必要

ただし，高齢者の場合，COPD増悪と誤認されるケースが多いので注意してください。基本的に50歳以上の喫煙歴のある患者さんでは，喘息よりもCOPD増悪を疑った方がよいでしょう。

多くの非呼吸器科医は喘息は疑えるのですがCOPD増悪はなかなか疑えません。COPD増悪の診断で有用なのは胸部CT写真を撮ってしまうことです。よく気道可逆性検査がどーのこーのと教科書に書かれていますが，実際そんな検査はクリニックレベルではほとんどされておらず，病歴と胸部画像検査で判断されているのが現状です。COPDは，胸部CT写真で気腫肺が観察できますし，喫煙歴と併せて臨床的にCOPDだろうなとカンタンに疑えます。

とはいえ，喘息とは違い，COPDにはあまり安易に問診だけで治療を導入しない方がよいと思います。吸入薬が永遠に処方される可能性が高いからです。

（参考文献）

1）日本アレルギー学会．喘息予防・管理ガイドライン2015．協和企画．

2）2017 GINA Report, Global Strategy for Asthma Management and Prevention. available from: http://ginasthma.org/download/317/

3）Shawn D. Aaron, et al. Reevaluation of Diagnosis in Adults With Physician-Diagnosed Asthma. JAMA. 2017; 317（3）: 269-279.

Question
いまの喘息治療のスタンダードを教えて下さい。

Answer
吸入ステロイド薬が主体です。ロイコトリエン受容体拮抗薬も使います。
抗体医薬品が 2 製剤使えるようになりました。
テオフィリンやアミノフィリンはあまり使われなくなりました。

「喘息の治療って，とりあえず知っている吸入薬を処方すればいいんですよね？」

「そんなワケあるか！ 極論すぎるわ！」

「ふふふ，冗談ですよ。ベコタイド®を処方すればいいんですよね，知ってます。」

「ベコタイド®って10年以上前に販売中止になった吸入ステロイド薬なんだけど・・・。あれ，ひっこ先生って何歳だっけ？」

「さんじゅ・・・にじゅ，いえ，17歳です。」

「まさかのJK！」

5．閉塞性肺疾患編

治療の根幹はICS

　喘息の治療なんて医師国家試験のときにしか勉強していないんだよね，とりあえず吸入ステロイド薬（ICS）を処方しておけばいいんでしょ？　と思っている人も多いでしょう。ええ，もちろんそれでも間違いじゃありません。

　これを読まれている方はアドエア®やシムビコート®みたいな合剤をよく処方しているはずです。これは何の合剤かというと，ICSと吸入長時間作用性β_2刺激薬（LABA）の合剤です。ステロイドで炎症をとって，気管支のβ_2受容体を刺激し続けることで気管支が広がるのです。

　とはいえ，LABAはあくまでICSの補助役であって，決して主役ではありません。そのため，軽症から重症のどんな喘息患者さんでも，治療の根幹は現在もICSであることを覚えておいてください。

ICS／LABAの合剤もアリ

　「でも，合剤にして効果が出るなら，最初からICSとLABAの合剤でいいんじゃない？」という意見もあるでしょう。それも一理あります。ただ，ICS単剤でコントロールしたい私のようながんこな呼吸器内科医がいるんですよ。非呼吸器科医が喘息治療を開始する場合，アカデミックなこだわりは少し横に置いて，ざっくり第一選択はICS／LABAでよいと私は思っています。実際，中等症以上の喘息を目の前にしたとき，ICSとICS／LABAを比較すると効果は後者の方が大きく，副作用は同等というデータもあります。

表1　ICS

一般名	商品名	用法用量	使用可能噴霧回数	剤形
シクレソニド	オルベスコ50μg インヘラー112吸入用	1回100〜400μg 1日1回 （1日800μgの場合，400μg1日2回）	112	pMDI
	オルベスコ100μg インヘラー56吸入用		56	
	オルベスコ100μg インヘラー112吸入用		112	
	オルベスコ200μg インヘラー56吸入用		56	
ブデソニド	パルミコート100μg タービュヘイラー112吸入	1回100〜400μg 1日2回	112	DPI
	パルミコート200μg タービュヘイラー56吸入		56	
	パルミコート200μg タービュヘイラー112吸入		112	
	パルミコート吸入液0.25mg パルミコート吸入液0.5mg	0.5mg（1日2回） または 1mg（1日1回）	-	ネブ ライザー
フルチカゾンプロピオン酸エステル	フルタイド50ディスカス フルタイド100ディスカス フルタイド200ディスカス	1回100μg 1日2回	60	DPI
	フルタイド50ロタディスク フルタイド100ロタディスク フルタイド200ロタディスク		1枚4回	
	フルタイド50μg エアゾール120吸入用		120	pMDI
	フルタイド100μg エアゾール60吸入用		60	
ベクロメタゾンプロピオン酸エステル	キュバール50エアゾール キュバール100エアゾール	1回100μg 1日2回	100	pMDI
モメタゾンフランカルボン酸エステル	アズマネックスツイストヘラー100μg60吸入 アズマネックスツイストヘラー200μg60吸入	1回100μg 1日2回	60	DPI
フルチカゾンフランカルボン酸エステル	アニュイティ100エリプタ アニュイティ200エリプタ	1回100〜200μg 1日1回	30	DPI

5．閉塞性肺疾患編

表2 ICS/LABA

一般名	商品名	用法用量	使用可能噴霧回数	剤形
フルチカゾンプロピオン酸エステル/サルメテロールキシナホ酸塩	アドエア100ディスカス28吸入用，60吸入用 アドエア250ディスカス28吸入用，60吸入用 アドエア500ディスカス28吸入用，60吸入用	1回1吸入 1日2回	28, 60	DPI
	アドエア50エアゾール120吸入用 アドエア125エアゾール120吸入用 アドエア250エアゾール120吸入用	1回2吸入 1日2回	120	pMDI
ブデソニド/ホルモテロールフマル酸塩水和物	シムビコートタービュヘイラー30吸入 シムビコートタービュヘイラー60吸入	1回1吸入 1日2回あるいは発作時 （SMART療法）	30, 60	DPI
フルチカゾンプロピオン酸エステル/ホルモテロールフマル酸塩水和物	フルティフォーム50エアゾール56吸入用，120吸入用 フルティフォーム125エアゾール56吸入用，120吸入用	1回2吸入 1日2回	56, 120	pMDI
フルチカゾンフランカルボン酸エステル/ビランテロールトリフェニル酢酸塩水和物	レルベア100エリプタ14吸入用，30吸入用 レルベア200エリプタ14吸入用，30吸入用	1回1吸入 1日1回	14, 30	DPI

嫌われ者の吸入薬

さて，吸入薬は非呼吸器科医に嫌われる薬剤の1つです。この理由は，ICSまたはICS/LABAの種類が多すぎるためです（**表1**，**表2**）。私も，種類や合剤の多い降圧薬や，次々と類似の製剤が登場する経口血糖降下薬は，覚えにくいので好きではありません。

さて，この中で覚えておくべきは，ICS/LABAのトップシェアであるアドエア®，シムビコート®の2剤です。しかし，ICS/LABAのレルベア®を私は敢えて推したい。

オススメはレルベア®

　グラクソスミスクライン社の意向はよくわかりませんが，フルタイド®の後継ICSとしてアニュイティ®，アドエア®の後継ICS/LABAとしてレルベア®が登場しています。これら後継者たちのメリットは，「1回1吸入，1日1回の吸入で済むこと」に尽きます。ワンワンワンワン，全部「1」です。

　COPDの治療でも同じですが，1回1吸入1日1回というのは，最も少ない吸入回数で，服薬アドヒアランスの圧倒的な向上が期待できます。だってあーた，365日吸うんですよ。1日1回と1日2回の違いは大きいですよ。1年間に換算したら，たぶん何時間か無駄に過ごしていることになります。

　そのため，アドヒアランスが重要とされる喘息・COPDではエリプタ製剤というのは群を抜いて優れていると私は思っています。なお，私はグラクソ・スミスクライン社とは利益相反はまったくございません，執筆時点でノーマネーでフィニッシュ，0円ですぞ。

他には・・・

　現在，ゾレア®とヌーカラ®という2種類[※]の抗体医薬品が保険適用になっていますが，非呼吸器科医はまず処方することはないでしょう。ステップ4の重症例に用いる，伝家の宝刀のような位置付けです。

　　※2018年1月19日，3種類目のベンラリズマブ（ファセンラ®）の製造販売
　　　が承認されました。

　経口のテオフィリン製剤を用いることがありますが，テオフィリン・アミノフィリンなどのキサンチン誘導体は最近使わなくなってきました。最新のガイドライン[1]では「アミノフィリン・テ

オフィリンはむしろ使うべきではない！」とすら書かれています。

　この理由は，医学的な利益よりも副作用による不利益の方が大きいとされているからです[2]。アミノフィリンをガンガン点滴してきた若手医師時代を送った自分としては，複雑な気持ちです。

　同じく経口のオノン®，キプレス®，シングレア®といったロイコトリエン受容体拮抗薬はアレルギーが関与する喘息ではよく使われています。ただ，ICSの用量を少し減らせるくらいの効果しかないので[3]，実臨床ではあまりインパクトはないです。

（参考文献）

1) 2017 GINA Report, Global Strategy for Asthma Management and Prevention. available from: http://ginasthma.org/download/317/
2) Nair P, et al. Addition of intravenous aminophylline to inhaled beta(2)-agonists in adults with acute asthma. Cochrane Database Syst Rev. 2012 Dec 12;12:CD002742.
3) Rank MA, et al. Stepping down from inhaled corticosteroids with leukotriene inhibitors in asthma: a systematic review and meta-analysis. Allergy Asthma Proc. 2015 May-Jun;36(3):200-205.

Question
たばこを吸っている人の息切れはCOPDですか？

Answer
可能性は高いですが，問診だけで治療を導入するのは早計かも。
胸部CT写真で気腫が著明ならCOPDの可能性が高いです。

「よぉ，ひっこ先生。実はオレっち，14歳の頃たばこ吸ってたんだ。あのときはちょっとグレててね。」

「ちょっと心配なことがあるんですけど，いいですか。私のお父さん，結構たばこ吸うんですけど———」

「私の中学生時代のヤンチャ武勇伝のエピソードが，見事に握りつぶされた。」

「父は65歳なんですけど，結構息切れが最近ひどくて，これってCOPDですかね？」

「うーん，何とも言えないけど，話を聞くだけだとCOPDの可能性が高そうだね。」

「じゃあ，スピリーバ®を使ってもOKですかね？」

「さすがに慢性心不全などの他の鑑別疾患も考慮した方がいいんじゃないかなあ，問診だけでCOPDの治療を入れるのはやりすぎかもしれないよ。」

たばこと COPD

　「COPD はたばこで肺が壊れる病気である」と簡潔に表現できる疾患で，呼吸器疾患の中では最多です。その潜在的な患者数は500万人とも言われています。ひえー，20人に1人！　そして，日本人の COPD 患者さんのほぼ100%が重喫煙歴を有しています。国家試験のときに習った α1アンチトリプシン欠損症による COPD というのは，極めて稀なのです。私はまだ一度も診たことがありません。

　COPD は基本的に40歳以上にしか発症しません。そのため，重喫煙歴があって30代で受診された患者さんは，まだ COPD とは言えない状態のことが多いです。

　胸部 CT 写真で嚢胞が多発していても，それは喫煙によるものというよりも，生まれ持った嚢胞，あるいは成長期にできた嚢胞かもしれません。

たばこ×息切れ→胸部 CT 写真までいって OK

　たばこを吸っている人の一部は，痰が切れにくい，息切れを感じるといった主訴で病院を受診します。そんなとき，スパイロメトリーを実施して1秒率が低くなっていることを確認しますが，そんな機器ウチにおいてないよ，という非呼吸器科医も多いでしょう。

　そんなときは胸部レントゲン写真がよく撮影されます。しかし，胸部レントゲン写真で COPD は診断しにくい。神の目があると COPD の診断は胸部レントゲン写真でもたやすいのですが，慣れていないとかなり難易度が高い。

　そのため，私は胸部 CT 写真まで撮影してしまってよいのではと考えています。なぜなら，肺に多発性の嚢胞（気腫）がみられる可能性があるからです。ただ，かなりコントラストを強くしないと気腫が見にくいこともあり注意が必要です。重度の COPD 患者さんの場合，肺がんが見つかることもあります（**図1**）。

113

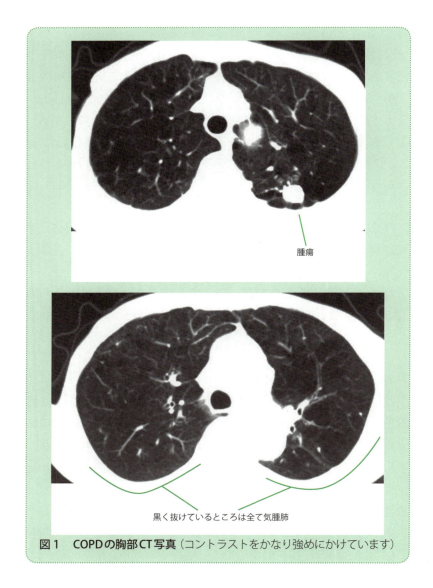

図1 COPDの胸部CT写真(コントラストをかなり強めにかけています)

息切れの原因には，間質性肺炎，肺高血圧症，慢性肺血栓塞栓症なども含まれますが，重喫煙歴のある患者さんではそういった稀な疾患を第一に考える必要はありません。コモンなCOPDを疑うことがやはり重要です。

吸入薬の処方は慎重に

　しかし，問診だけでCOPDの吸入薬を処方するのはやりすぎです。喘息と違って，COPDに対する吸入薬は生涯永続的に継続されるものです。なんとなくで始めた治療が患者さんの人生にとってただの足枷になっている可能性だってあります。オーバートリートメントだけでなく，ただの誤診のこともありますからご注意を。

Question
いまのCOPD治療のスタンダードを教えて下さい。

Answer
吸入長時間作用性抗コリン薬（LAMA）ですが，近い将来，吸入長時間作用性β₂刺激薬との合剤（LAMA/LABA）が第一選択になるかもしれません。

「喘息とCOPDの治療って重複しているじゃないですか，あれって卑怯ですよ。吸入薬を覚えさせないように仕組まれた陰謀ですか，これは。」

「ひっこ先生，何を怒っているんだ。」

「私ね，オシャレひげを生やしたイケメンと，坊主頭のイケメンは許せるんですよ。でもね，ヒゲ坊主は私，ダメなんです。」

「何の話をしているんだ。」

「というわけで，COPD治療のスタンダードを分かりやすく教えて下さい。」

「COPDは治らない」という表現は正しい。壊れてしまった肺胞は復活するわけではありませんし，極端に低下した1秒量が若かりし日のそれに戻ることはありません。しかし，1秒量の低下のスピードをゆるめたり，QOLを高めたりすることは可能です。

COPD治療の優先順位

さて，COPDにとって重要な治療法は何でしょう。え？　スピリーバ®？　そうですね，吸入療法も大事ですが，もっと大事なことがありますよね。

はい，その通り，**禁煙**です。禁煙をしておらず薬物治療を導入されているCOPD患者さんは日本全国にたくさんいますが，それって本末転倒だと思います。絶対に禁煙してくれない人に吸入薬を処方しないのか，というとそういうワケではありませんが，禁煙こそが一番の治療であるため，ここに全力をまず注いでほしい。

私が次に重要だと思っているのは，**栄養・体重管理**です。日本人のCOPD患者さんは痩せ型でヒョロヒョロの人が多い。呼吸筋がやせてしまっているんです。筋肉が少ないCOPD患者さんは生存の観点からも不利益であることが分かっています[1]。

呼吸商を考えると，脂質を主体とした食事にしてもらい，ある程度体重を増やしてもらう必要があります。ガッシリしたCOPDの患者さんは，やはり息切れ症状が出にくいなという印象があります。

さて，肝心の薬物治療について。吸入治療を導入することで1秒量を底上げすることができます。自覚症状まで改善できるかどうかは個人差がありますが，少なくとも運動耐容能は幾ばくか改善するのは事実です※。

※私は「silent FEV_1 improvement」と呼んでいます。

LAMA

そのため,吸入長時間作用性抗コリン薬(LAMA)を導入してあげることが多い。商品名で有名なのはスピリーバ®でしょう。

スピリーバ®にはハンディヘラー(スピリーバ吸入用カプセル)というカプセル充填型のものと,ボタンを押すだけでモクモク煙が出てくるレスピマットの2種類がありますが,圧倒的に後者の処方が多いです。なぜって,そりゃあ毎日カプセル充填するよりは,ボタン1つで煙が出てくる方がいいでしょう(**図1**)。

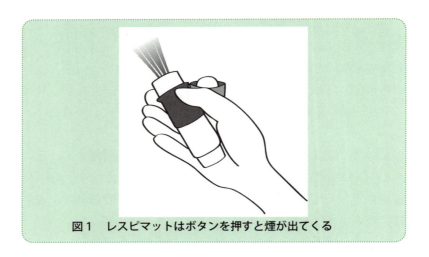

図1　レスピマットはボタンを押すと煙が出てくる

LAMA/LABA

LAMAだけだと,どうしても1秒量の改善効果が乏しいので,吸入長時間作用性β_2刺激薬(LABA)と組み合わせて吸入してもらうのはどうだろう,ということでLAMA/LABAの合剤が3種類登場しています。

現在発売されているLAMA,LAMA/LABA,LABAの一覧を**表1〜表3**に提示します。

表1　LAMA

一般名	商品名	用法用量	使用可能噴霧回数	剤形
チオトロピウム臭化物水和物	スピリーバ吸入用カプセル18μg	1回1カプセル 1日1回	―	DPI
	スピリーバ2.5μgレスピマット60吸入，1.25μgレスピマット60吸入	1回2吸入 1日1回	60	ソフトミスト
グリコピロニウム臭化物	シーブリ吸入用カプセル50μg	1回1カプセル 1日1回	―	DPI
アクリジニウム臭化物	エクリラ400μgジェヌエア30吸入用，60吸入用	1回1吸入 1日2回	30，60	DPI
ウメクリジニウム臭化物	エンクラッセ62.5μgエリプタ7吸入用，30吸入用	1回1吸入 1日1回	7，30	DPI

表2　LAMA／LABA

一般名	商品名	用法用量	使用可能噴霧回数	剤形
グリコピロニウム臭化物／インダカテロールマレイン酸塩	ウルティブロ吸入用カプセル	1回1カプセル 1日1回	―	DPI
ウメクリジニウム臭化物／ビランテロールトリフェニル酢酸塩	アノーロ　エリプタ7吸入用，30吸入用	1回1吸入 1日1回	7，30	DPI
チオトロピウム臭化物／オロダテロール塩酸塩	スピオルトレスピマット28吸入，60吸入	1回2吸入 1日1回	28，60	ソフトミスト

表3 LABA（最近使われなくなってきた……？）

一般名	商品名	用法用量	使用可能噴霧回数	剤形
サルメテロールキシナホ酸塩	セレベント25ロタディスク セレベント50ロタディスク	1回1吸入 （50μg） 1日2回	1枚4回	DPI
	セレベント50ディスカス		60	DPI
インダカテロールマレイン酸塩	オンブレス吸入用カプセル150μg	1回1カプセル （150μg） 1日1回	1シート7カプセル	DPI
ホルモテロールフマル酸塩水和物	オーキシス9μgタービュヘイラー28吸入，60吸入	1回1吸入 （9μg） 1日2回	28，60	DPI

　LAMAとLAMA/LABAの中でどれがオススメかというと，個人的にはLAMAはエンクラッセ®，LAMA/LABAはアノーロ®です。これは，どちらの製剤も1回1吸入1日1回でよく，また吸入デバイスのエリプタの操作性も簡便だからです（図2）。

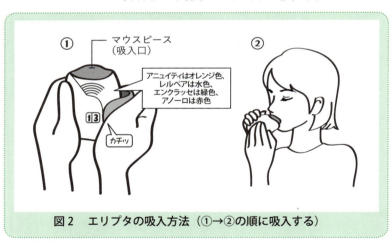

図2　エリプタの吸入方法（①→②の順に吸入する）

　何度も書きますが，グラクソ・スミスクライン社は利益相反は一切ありませんからね。エリプタ製剤以外の製剤は操作が難しかったり吸入回数が多かったりカプセル充填が必要だったり，デメリットが目立つので私はあまり好きになれないのです。

スピリーバ®の上位薬剤としてLAMA/LABAのスピオルト®が登場しているので，カプセル充填の必要がないこれらレスピマット製剤も悪くないと思っています。吸入力が乏しい高齢者の場合，むしろスピリーバ®やスピオルト®といったレスピマット製剤がベターでしょう。

いずれのLAMA製剤，LAMA/LABA製剤にも効果に大きな差はありませんので，吸入デバイスの操作性や使い勝手で処方するのがよいと私は思っています。

LABA

LABA単剤は処方しないのか？　と問われると回答に困るのですが，少なくとも5年前と比べると処方は減っています。LABA単剤はLAMA単剤と同じくらいの効果があるとされていますが，LAMAの方に優位性のあるデータが増えてきているので，今後はLABA単剤の処方が減るのではないかと予想しています。

ICS/LABA

アドエア®やシムビコート®みたいなICS/LABAもCOPDでよく使われますが，国際的なガイドライン[2]ではその位置付けが年々低下しており，最終的にはほとんど使われなくなるんじゃないかとすら思えてきました。

LAMAを主体とした吸入治療には1秒量を底上げする効果が期待され，ICSを主体とした吸入治療にはCOPD増悪を抑制する効果が期待されていました。しかし，COPD増悪の予防効果はLAMAを主体とした治療でも十分効果が発揮されることがわかり[3]，ICSやICS/LABAをCOPD治療の主役に置いておくのってどうなの？　という議論が出てきたのです。

喘息ほどICS/LABAが使われなくなりつつあるので，昔ほど治療がややこしい！　という悩みは減るかもしれませんね。

その他の薬

　テオフィリンは昔ほどCOPDには使われません。テオフィリンは慢性炎症を抑えるはたらきがあり，疾患進行を食い止めることができるのではないかと考えられていますが，実はその作用は思ったほど強くありません[4]。吸入薬だけではCOPDの症状は如何ともしがたいことが多いので，現場ではまだまだ処方されていますが……。

　ユーロ圏やアメリカではロフルミラストという経口ホスホジエステラーゼ阻害薬が重症COPDに使われるようになっており，COPD増悪の予防効果が期待されています。近いうち日本でも発売されるでしょう。ロフルミラストは錠剤ですが，下痢や体重減少の副作用が出ることがあるため，ヒョロヒョロのおじいちゃんに処方する際は慎重にならざるを得ません。

　喘息とCOPDの治療をざっくり書くと以下のようになります。

> 喘息の治療：ICS，ICS/LABA
> COPDの治療：LAMA，LAMA/LABA

〈参考文献〉

1) Daiz AA, et al. Low Muscle Mass and Mortality in Smokers with and Without COPD. Am J Respir Crit Care Med. 2017; 195: A1009.

2) 2018 Global Strategy for Prevention, Diagnosis and Management of COPD（http://goldcopd.org/）

3) Wedzicha JA, et al. Indacaterol / glycopyrronium versus salmeterol / fluticasone in Asian patients with COPD at a high risk of exacerbations: results from the FLAME study. Int J Chron Obstruct Pulmon Dis. 2017 Jan 19; 12: 339-349.

4) Cosío BG, et al. Oral Low-dose Theophylline on Top of Inhaled Fluticasone-Salmeterol Does Not Reduce Exacerbations in Patients With Severe COPD: A Pilot Clinical Trial. Chest. 2016 Jul; 150（1）: 123-130.

▶ コラム 7：吸ったら息を止める

　非呼吸器科医の方々も吸入薬を処方する機会が多いと思いますが，実はほとんどの患者さんが「息止め」をできていません。はて？　息止めとはなんだ？　とお思いの方，このコラムを読んでよかったですよ！

　吸入薬はそのほとんどが，吸入後に 5 ～10秒ほどの息止めを必要とします。しかし，私の見る限り，初めて出会うほとんどの患者さんが息止めをできていません。調剤薬局でしっかり吸入指導されていると信じていますが，私たち呼吸器内科医にとっては結構ショッキングな事実です。

　非呼吸器科医の方々は吸入指導まで会得する必要はありませんが，もしベッドサイドで吸入薬を使っているシーンを見かけたら，「息止めできているかな？」とチェックしてみてください※。

　　※ただし，シムビコート®，パルミコート®，オーキシス®は息止めの必要はありません。ややこしいので個人的には全例息止めをするよう指導しています。

Question

シンプルで使いやすくて間違いのない合格点の吸入薬を教えて欲しいです。

Answer

個人的にはエリプタ製剤がおすすめです
- 喘息：アニュイティ®, レルベア®
- COPD：エンクラッセ®, アノーロ®

「ズボラな後輩が，何でもいいからオススメの吸入薬を教えろって言ってきたんですけど。」

「ああ，あるある。とりあえずオススメの吸入薬を教えてっていう質問。あれだよね，オレっちグルメだからさ，おすすめのフレンチのレストラン教えてみたいなことをよく聞かれるのに似ているよね。」

「グルメって，先生昨日の夜，近所のスーパーで特売の惣菜をケモノのような目で買い漁っていたじゃないですか。」

「…………家族のためだ。」

いきなり要点

　喘息の軽症例に対しては吸入ステロイド薬（ICS），喘息の重症例にはICS／長時間作用性β_2刺激薬（LABA），COPDの軽症例には長時間作用性抗コリン薬（LAMA），COPDの重症例にはLAMA／LABAを用います。

やっぱりエリプタ製剤がオススメ

　もしあなたが最低限の合格ラインを狙って処方例を覚えたいのならば，執筆している2018年2月時点ではエリプタ製剤に統一することをオススメします。

　もうこれで書くのも3回目になりますが，私はグラクソ・スミスクライン社とは何ら利益相反はありません。全ての製剤を理解した上での独断と偏見で選んだ結論だと思ってください。いくたびも吸入薬の見本や練習キットを手にしてきて，私に合った吸入デバイスがコレだったのです。裏を返せば，私が患者ならばこれを選ぶという，それだけの結論です。じゃあ強くお薦めするなよ，と揶揄されそうですが……。

　4つも覚えられないという人は，喘息＝レルベア®，COPD＝アノーロ®という覚え方でもよいかもしれません。いずれの疾患もある程度強めに治療をしても問題ないからです。

　2つだけ吸入薬を覚えればよいのなら，非呼吸器科医にも使いこなせそうですね。喘息レルベア®，COPDアノーロ®。覚え方は…………，うーん，思いつかない。医師国家試験のゴロを作る名人だったのに……！

　前述したように，エリプタ製剤は「1回1吸入，1日1回」という用法用量が最大のメリットです。ワンワンワンワン，です。そして，「カプセル充填が必要ない」「操作が簡単」という何気ないメリットがCOPD治療ではズバ抜けてカギになってきます。

カプセル充填型は手間がかかる

COPDの吸入薬には，スピリーバ®ハンディヘラー，シーブリ®，ウルティブロ®などのようにカプセル充填が必要な製剤がありますが，1年365日使用する薬，少しでも手間が省ける方がよいのは言うまでもありません。

カプセル充填型の吸入薬は，シートからカプセルを取り出して，吸入器に充填して，吸入後廃棄する必要があります。このステップだけで10〜20秒はかかります。1年間で1〜2時間が節約できると思えば，カプセル非充填型の製剤を選びたくなる気持ちも分かります。

COPDの吸入薬でもっともエビデンスが豊富なのはスピリーバ®です。現在もリファンレンスアームとして君臨している王者です。スピリーバ®やスピオルト®に採用されているレスピマットという吸入デバイスは，操作が簡便であることがウリにされていますが，カートリッジ充填操作や回転後にボタンを押す作業で混乱される高齢者も多く，少なくともエリプタより簡便とは言えません※。

※レスピマットには高齢者向けの回転くんという補助キットがあります。吸入力が弱い高齢者にはレスピマット製剤は適切だと思います。

エリプタのメリット

そのため，用法・カプセル充填の有無・操作性という3点のどれを考慮しても現時点ではエリプタに軍配が上がるのです。これらのメリットは，そのエビデンスの豊富さよりも大きいと私は捉えています。

なぜなら，COPDで吸入治療を受けている半数以上の人が吸入薬の操作を誤っているからです[1, 2]。もちろんベースになっているのは海外の報告なので，日本でも同様の傾向があるのか定かではありませんが，「目の前のCOPD患者さんの2人に1人は吸入デバイスを間違って使っている……」，そう思いながら診療しな

5. 閉塞性肺疾患編

ければならない時代が来たのかもしれません。COPDだけでなく，喘息でも誤操作が多いと報告されています[3]。

　可能であれば，外来時に医師が吸入デバイスを正しく使えているか評価すべきですが，非呼吸器科医がそこまでする必要はありません。最低限，喘息のレルベア®とCOPDのアノーロ®だけおさえておいてください。

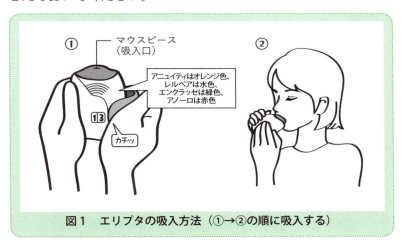

図1　エリプタの吸入方法（①→②の順に吸入する）

（参考文献）
1) Molimard M, et al. Chronic obstructive pulmonary disease exacerbation and inhaler device handling: real-life assessment of 2935 patients. Eur Respir J. 2017 Feb 15; 49（2）. pii: 1601794. doi: 10.1183/13993003.01794-2016.
2) Westerik JAM, et al. Patient characteristics associated with poor inhaler technique among a cohort of patients with COPD. Respir Med. 2017 Feb; 123: 124-130.
3) Westerik JAM, et al. Characteristics of patients making serious inhaler errors with a dry powder inhaler and association with asthma-related events in a primary care setting. J Asthma. 2016 Mar 15; 53（3）: 321–329.

6

肺がん編

Question

いまの肺がん治療は，簡単に書くとどういう感じですか？

Answer

遺伝子変異などに特化した治療や，免疫チェックポイント阻害剤の登場で，これまでの標準治療だったプラチナ併用療法のシェアが狭くなりました。

「もう，ニブとかマブとかたくさん抗がん剤が登場して，ついていけないですよ。だって，私は総合診療科医だニブ！」

「だからといって，ゆるキャラよろしく語尾をかわいくすりゃいいってもんじゃないぜ。」

「ぱるもん先生は『バブバブ』っていう赤ちゃん言葉をしゃべる飲み屋さんの常連なんですよね？」

「どんな悪評だよ！」

「で，肺がんでは，最近免疫チェックポイント阻害剤が流行しているんですよね。」

「肺がんに限らないけどね，新しい作用機序として注目されているよね。」

「なんというか，ざっくりと肺がんの治療を教えてくれる人，いないかぁ……」

「はいはい，ここ！　ここ！　ここにいるバブ！」

「（汚物を見るような目つき）」

非呼吸器科医にとって肺がんの知識なんて「どうでもいい」というのが本音でしょう。専門家にまかせておけばよいのだから。しかし，私もカンタンに他科の悪性腫瘍のトレンドを教えてもらえるなら，そうしてもらいたいというのが本音でもあります。

　呼吸器科なので，他科の悪性腫瘍の転移を相談されることが多いのですが，婦人科系のがんや消化器系のがんの現在の治療は一体どうなっているのだろうと気になります。しかし，専門書をひもといてもあまりに難しく，なかなか噛み砕いて説明してくれません。

　というわけで，この項では手術不能の肺がんの治療が現在どうなっているのか分かりやすく簡潔に書きたいと思います。

肺がん治療のキホン

　まず，肺がんは小細胞がんとそれ以外に分かれます。

　圧倒的に小細胞がんの方が少ないです。小細胞がんの治療は10年前からさほど進歩しておらず，プラチナ製剤＋エトポシド，プラチナ製剤＋イリノテカン，アムルビシンなどの限られた選択肢しかありません。

　さて，大部分であるそれ以外の肺がん，つまり非小細胞肺がんの治療はどうなっているのでしょう。この本を手に取っている方は非呼吸器科医の若手〜中堅の医師が多いと思います。となると，医師国家試験時代，あるいは研修医時代に勉強した肺がんの治療法というのは，「プラチナ併用療法」のはずです。プラチナ製剤＋何かしらの抗がん剤（パクリタキセルなど）という組み合わせです。固形がんを診たことがあるドクターはイメージしやすいかもしれませんね。パフォーマンスステータスが悪い人や高齢者ではプラチナ製剤を避けて，アリムタ®やドセタキセルなどの単剤治療が導入されます。

最近のトレンド

　10年くらい前の肺がん治療から進歩したことは何か。それは遺伝子変異などに特化した薬剤が増えたこと，そして免疫チェックポイント阻害剤の効果が認められつつあることの2点です（**図1**）。おおお，シンプル。

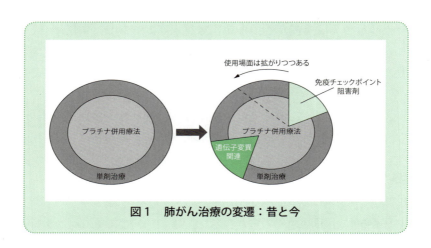

図1　肺がん治療の変遷：昔と今

遺伝子変異関連

　肺がんの領域では*EGFR*や*ALK*という遺伝子に異常がある場合にそれぞれ特効薬が存在します（*EGFR*遺伝子変異：イレッサ®，タルセバ®，ジオトリフ®，タグリッソ®，*ALK*融合遺伝子：ザーコリ®，アレセンサ®，ジカディア®）。点滴ではなく，すべて経口の抗がん剤です。それぞれの使い分けは非呼吸器科医には無用の知識なので，ここでは割愛します。

　どうやって遺伝子変異を調べるのか？　基本的には気管支鏡検体や外科手術検体を用いて調べますが，最近は血液検査で遺伝子変異が検出できるようになりました（**リキッドバイオプシー**）。すごい時代になったもんですね。現時点では，点滴の抗がん剤とこれら内服の抗がん剤が一緒に用いられることはありません。

免疫チェックポイント阻害剤

さて，免疫チェックポイント阻害剤として，オプジーボ®とキイトルーダ®が肺がんに使われますが，まだ流動的です。ただ，腫瘍細胞がPD-L1を発現している比率が高いと，これらの薬剤が非常に効果的であることが知られており，近い将来ファーストラインでどんどん使われる時代がくるでしょう。プラチナ製剤に免疫チェックポイント阻害剤を併用すること選択肢もありうるかもしれません。

※2018年1月19日，3種類目のテセントリク®の製造販売が承認されました。

この免疫チェックポイント阻害剤のシェアは便宜的に**図1**では小さめに書きましたが，もしかすると肺がん治療の大半をこの治療が占めるポテンシャルを秘めています。肺がん以外にもいろいろながんで免疫チェックポイント阻害剤が保険適用され始めていますよね。

Question
免疫チェックポイント阻害剤使用中に間質性肺炎になったら？

Answer
使用を中止し，即座にステロイドを投与しましょう。

「いやー，最近オプジーボ®が流行りですよね，次はキイトルーダ®ですか？　どっちも捨てがたいですよね。」

「抗がん剤をそんな流行で語るもんじゃないよ，きみ。」

「先生だって，けものフレンズとか艦これとか，好きじゃないですか！」

「なぜそれを知っている！　オレのクールなイメージが……」

「で，免疫チェックポイント阻害剤を使用している最中に間質性肺炎になったらどうしたらいいんですか？」

「クールなイメージが……」

6．肺がん編

ニボルマブ（オプジーボ®）は免疫チェックポイント阻害剤としてがん診療で脚光を浴びました。呼吸器内科のみならず，いろいろな悪性腫瘍に保険適用が通っています。オプジーボ®の他にも，イピリムマブ（ヤーボイ®），ペンブロリズマブ（キイトルーダ®）など，複数の免疫チェックポイント阻害剤が使用されています（**132~133ページ**）。

薬剤性肺障害は……「結構多い」

肺がんでは免疫チェックポイント阻害剤を使うのが当たり前になってきましたが，他の診療科でもこのタイプの抗がん剤の使用が増えてくるでしょう。そのとき，間質性肺炎が起こったらどうするのかという点はおさえておく必要があります。

免疫チェックポイント阻害剤（抗CTLA4抗体併用例も含む）の投与を受けた915人のうち，43人（4.7％）が薬剤性肺障害を起こしたと海外で報告されています[1]。

最も投与経験の多いオプジーボ®による間質性肺炎の頻度を癌種別にみてみましょう。

肺がんでは，Checkmate017試験，057試験，012試験などがよく知られていますが，薬剤性肺障害と考えられる間質性肺炎の頻度は4.6〜5.9％と高率です[2-4]。また，第II相試験に参加した111人中8人（7.2％）が薬剤性肺障害を発症しています[5]。

頭頸部がんでは，CheckMate 141試験（ONO-4538-11/CA209141試験）で2.1％の頻度と報告されています[6]。

腎細胞がんでは，CheckMate025試験（試験1・試験3）で3.4〜6.0の頻度と報告されています[7]。最も古くからオプジーボ®が用いられている悪性黒色腫では，CheckMate037試験で3.4％の頻度と報告されています[8]。

……とまぁ，数え上げるとキリがないのですが，**オプジーボ®**

による薬剤性肺障害の頻度は3～6％というイメージを持っておくとよいと考えられます。オプジーボ®よりも後に国内で用いられるようになったキイトルーダ®についても，同じくらいの頻度と考えてよさそうです[9, 10] ※。

> ※ちなみにオプジーボ®やキイトルーダ®などの抗PD-1抗体よりも抗PD-L1抗体の方が肺炎が少ないかもしれないというシステマティックレビューがあります[11]。今後，抗PD-L1抗体も使われるようになるので，肺炎の懸念は少し減るかもしれませんね。

「結構多い」というのが個人的な印象です。薬剤中止のみで軽快することもありますが，早期に全身性ステロイドを導入する方がよいと思います。

　免疫チェックポイント阻害薬の中止のみで大丈夫だろうとタカをくくっていて，ジワジワと重症化してしまうと，主治医の顔もジワジワと青ざめていくに違いありませんから。

重症例の場合の治療

　免疫チェックポイント阻害剤で間質性肺炎を発症すると，10人に1人くらいが致死的になる可能性があるので，細心の注意を払う必要があります[12]。

　決まったレジメンはありませんが，重症例の場合，以下のようなステロイドパルス療法を導入することが多いと思います。

> メチルプレドニゾロン（ソル・メドロール®）1000mg　1日1回点滴　3日間（ステロイドパルス療法）
> 　その後，プレドニゾロン（プレドニン®）60mg　1日1回点滴に移行し，1週間ごとに10mg/日ずつ減量

　免疫チェックポイント阻害剤治療中に，患者さんが咳嗽や呼吸困難を訴えた場合，胸部レントゲン写真だけでなく胸部CT写真

136　6. 肺がん編

を撮影することが重要です。通常のスライス厚の胸部CT写真でもよいですが，すりガラス影の同定のためにはできるだけ薄いスライス厚を指定して撮影に臨むことをおすすめします。

　一般的に間質性肺炎を起こしやすいリスク因子と言われているのは，高齢者，もともと間質性肺疾患がある患者さん，二次治療以降などです。また，男性や炎症性マーカーが高い症例では，重症度が高くなることが分かっています。

（参考文献）

1) Naidoo J, et al. Pneumonitis in Patients Treated With Anti-Programmed Death-1/Programmed Death Ligand 1 Therapy. J Clin Oncol. 2017 Mar; 35 (7) : 709-717.

2) Borghaei H, et al. Nivolumab versus Docetaxel in Advanced Nonsquamous Non-Small-Cell Lung Cancer. N Engl J Med. 2015 Oct 22; 373 (17) : 1627-1639.

3) Brahmer J, et al. Nivolumab versus Docetaxel in Advanced Squamous-Cell Non-Small-Cell Lung Cancer. N Engl J Med. 2015 Jul 9 ; 373 (2) : 123-135.

4) Gettinger S, et al. Nivolumab Monotherapy for First-Line Treatment of Advanced Non-Small-Cell Lung Cancer. J Clin Oncol. 2016 Sep 1 ; 34 (25) : 2980-2987.

5) Kato T, et al. Nivolumab-induced interstitial lung disease analysis of two phase II studies patients with recurrent or advanced non-small-cell lung cancer. Lung Cancer. 2017 Feb; 104: 111-118.

6) Ferris RL, et al. Nivolumab for Recurrent Squamous-Cell Carcinoma of the Head and Neck. N Engl J Med. 2016 Nov 10; 375 (19) : 1856-1867.

7) Cella D, et al. Quality of life in patients with advanced renal cell carcinoma given nivolumab versus everolimus in CheckMate 025: a randomised, open-label, phase 3 trial. Lancet Oncol. 2016 Jul; 17 (7) : 994-1003.

8) Weber JS, et al. Nivolumab versus chemotherapy in patients with advanced melanoma who progressed after anti-CTLA- 4 treatment (CheckMate 037) : a randomised, controlled, open-label, phase 3 trial. Lancet Oncol. 2015 Apr; 16 (4) : 375-384.

9) Reck M, et al. Pembrolizumab versus Chemotherapy for PD-L1-Positive Non-Small-Cell Lung Cancer. N Engl J Med. 2016 Nov 10; 375 (19) : 1823-

1833.
10) Bellmunt J, et al. Pembrolizumab as Second-Line Therapy for Advanced Urothelial Carcinoma. N Engl J Med. 2017 Mar 16; 376（11）: 1015-1026.
11) Khunger M, et al. Incidence of pneumonitis with use of PD-1 and PD-L1 inhibitors in non-small cell lung cancer: A Systematic Review and Meta-analysis of trials. Chest. 2017 Aug; 152（2）: 271-281.
12) Delaunay M, et al.Immune-checkpoint inhibitors associated with interstitial lung disease in cancer patients. Eur Respir J. 2017 Aug 10; 50（2）. pii: 1700050. doi: 10.1183/13993003.00050-2017.

▶コラム8：トロトロの胸水

呼吸器内科にはある都市伝説的な格言があります。「胸水穿刺をして引けた水がトロトロだったら悪性胸膜中皮腫だ」というものです。

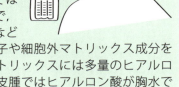

悪性胸膜中皮腫に限らず，がんでは腫瘍を形成するすべてのステージで，内皮細胞，線維芽細胞，中皮細胞などの間質細胞が活性化され，増殖因子や細胞外マトリックス成分を放出します。中皮細胞の細胞外マトリックスには多量のヒアルロン酸を含まれているため，悪性中皮腫ではヒアルロン酸が胸水で増えると考えられています[1,2]。

とはいえ，科学的にトロトロであることが証明されているわけではないので，呼吸器内科医の間だけで知られた都市伝説どまりなのです。

ちなみに，中皮腫の胸水を顔に塗ってもツルツルになるとか，そういうことはありません。

（参考文献）
1) Pettersson T, et al. Concentration of hyaluronic acid in pleural fluid as a diagnostic aid for malignant mesothelioma. Chest. 1988 Nov; 94（5）: 1037-1039.
2) Fujimoto N, et al. Hyaluronic acid in the pleural fluid of patients with malignant pleural mesothelioma. Respir Investig. 2013 Jun; 51（2）: 92-97.

7

間質性肺炎編

Question

結局，間質性肺炎とは何なのか？　分かりやすく教えて欲しい。

Answer

「肺胞の外の肺炎」です．特発性肺線維症（IPF），特発性器質化肺炎（COP），膠原病関連間質性肺疾患の3つをおさえておきましょう．

「総合診療科でも，よく『間質性肺炎疑い』ということで開業医さんから紹介になるケースがあるんです．」

「あるある！」

「間質性肺炎って結局ナゾの病気のままなんですよ，ぶっちゃけイライラする．」

「あるある！」

「あるあるある，って先生，『クイズ100人に聞きました』じゃないんですから．」

「めちゃめちゃ古いネタだな！　…………っていうか，ひっこ先生，何歳……？」

7．間質性肺炎編

間質性肺炎は「謎の病気」？

　間質性肺炎って「謎の病気」っていうイメージを持っている非呼吸器科医がたくさんいます。大丈夫です，呼吸器科医の半分くらいも「謎の病気」だと思っていますから。アカデミックには難しい世界ですが，実臨床ではあまり難しく考えなくてもいいんです。

そもそも「間質」って何よ

　「間質」ってどこか覚えていますか？　あー，何か習ったなあ，広義間質とか狭義間質とか。そう，理解しにくいアレです。間質の場所が良く分からないから，間質性肺炎が分からないのです。

　たとえば，ダランベール演算子はラプラス演算子をミンコフスキー空間に適用したものですが，用語の意味が分かっていないと何のこっちゃワケがわからんのです。だから，間質という意味を最低限理解しておかないといけない。そういうことです。

　さて，呼吸器の教科書を開いて「間質性肺炎」を調べると，ワケが分からないことがつらつら書かれてあって，トーシロは入ってくんなと言わんばかりの格式高い内容。

　肺胞はブドウの房にたとえられます。これは高校の生物の授業でも習う内容です。そして，肺の間質はブドウの皮やブドウの外のことです。広義とか狭義とかややこしいので，要は肺という臓器の肺胞以外のことを間質と呼ぶのだと理解してもらってよいです（図1）。

間質に炎症があれば間質性肺炎

　ブドウの皮が分厚くなってしまい，肺胞の換気ができなくなった状態を間質性肺炎と呼びます。肺胞の中ではないので，いわゆる細菌性肺炎とは舞台が違います。

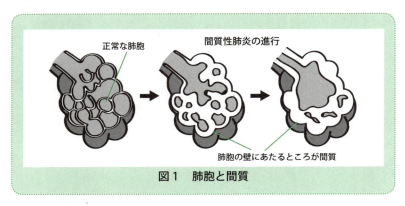

図1　肺胞と間質

　では，なぜ肺胞の外に炎症が起こるのでしょうか．実は，薬剤やアレルギーなど免疫がからむ場合，このブドウの皮に炎症が起こることがよくあるのです．肺胞の中には血管は通っていませんが，ブドウの皮の部分には血管やリンパ管などが通っていますから，免疫がからむ肺炎の主座は間質になるわけです．

　というわけで，どのような原因でも間質に炎症がある場合を間質性肺炎と呼びます．そのため，正確には間質性肺炎という単一の疾患ではなく，疾患群なのです．

間質性肺炎の分類

　原因の分かる間質性肺炎は，それぞれ名前がついています．膠原病関連間質性肺疾患，薬剤性肺障害，放射線肺炎，過敏性肺炎（トリコスポロンという真菌が原因です）など．この中で**非呼吸科医にとって重要なのは膠原病**です．関節リウマチをはじめ，ありとあらゆる膠原病で間質性肺炎が出現するため，注意が必要です．

　膠原病による間質性肺炎のことを，**膠原病関連間質性肺疾患**と呼びます．別に間質性肺疾患じゃなくて間質性肺炎でもいいんですが，「炎症じゃねえよ」という専門家もいるので，肺疾患と書いておいた方が無難です．私は膠原病を全部いっしょくたにしてしまうのはあまり好きではないのですが，まぁ間質性肺炎の導入としては別にこの理解でよいと思っています．

特発性間質性肺炎の分類

　原因の分からない間質性肺炎は，「特発性」間質性肺炎と呼ばれます。特発性は，原因が分からないくせに 7 種類も存在します。これは画像所見，治療反応性，予後によって分類されていますが，非呼吸器科医は 2 つだけ覚えて下さい。

　　　特発性肺線維症（IPF） と **特発性器質化肺炎（COP）** です。

　前者は予後不良で蜂巣肺※を呈する慢性の重症呼吸器疾患です。ピルフェニドン（ピレスパ®）やニンテダニブ（オフェブ®）という抗線維化薬が発売されていますが，病勢を根こそぎ食い止めるほどの威力はありません。そのため，IPF は現在も依然予後不良の疾患なのです。

　　※肺が蜂の巣みたいになってしまうこと。硬くなってしまい，まともに換気
　　できなくなります。

　COP は，最も予後が良い特発性間質性肺炎です。原因はよくわからないけど，両肺に斑状の浸潤影が多発する疾患で，ステロイドがかなり効きます。両肺に出現した細菌性肺炎と勘違いされて紹介されることも多いです。

そもそも原因が分かっていないのだから，どれだけアカデミックに論じても非呼吸器科医には理解されにくいのです。だから，**治療反応性が悪い進行性の特発性間質性肺炎をIPF，ステロイドに反応する予後良好の特発性間質性肺炎をCOPと覚えて下さい**（図2）。

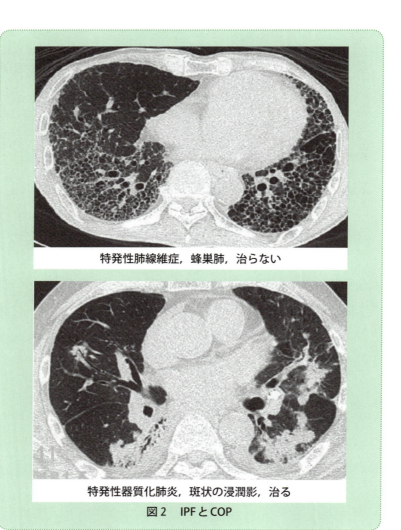

特発性肺線維症，蜂巣肺，治らない

特発性器質化肺炎，斑状の浸潤影，治る

図2　IPFとCOP

Question

間質性肺炎をどう管理してよいか分からないです。

Answer

綿密な経過観察がもっとも重要です。そこまで難しく考えなくてよいです。

「間質性肺炎ってぶっちゃけどうやって管理したらいいんですか？『呼吸器専門医に送れ』とよく言われますけど，ウチみたいな田舎だとどうしようもないですし。」

「うむ，これには理想論と現実論の2つのストーリーがある。教科書には残念ながら理想論しか書いていない。」

「あれですよね，お見合いのときの写真はめっちゃ映りがいいけど，実際会ってみたらイマイチだな〜って思」

「たぶんちがう。」

呼吸器専門医が必ず診るべき？

間質性肺炎と診断がついた。「ウチのクリニックでは管理できません，呼吸器専門医にずっと診てもらいましょう」と言うのは簡単ですが，果たして間質性肺炎とはそんなに難しい病気なのでしょうか。

医学書は，全ての間質性肺炎の患者さんが最高の医療を受けることを前提とした理想論で書かれています。そのため，間質性肺炎の患者さんは呼吸器専門医の手からなかなか離れられないのです。

アカデミックには難しいですし，厳密な診断も難しいですが，管理はそんなに難しくないと思います。世のガイドラインやエキスパートオピニオンでは，診療に慣れた呼吸器専門医が診るべきと書かれていますが，全例そこまでハードルを上げる必要はないと私は思います。あくまで私見ですよ，あくまで。

治るケース，治らないケース

間質性肺炎を診療すればするほど，治るケースと治らないケースが存在することが分かりますが，非呼吸器科医から紹介になる「慢性の間質性肺炎」というのは，治らないケースのほうが多いです。

これはなぜかというと，治るケース，たとえば前述した（**140〜144ページ**）特発性器質化肺炎なんかでは，最初から間質性肺炎を疑われて紹介することがほぼないからです。細菌性肺炎と見紛うばかりの浸潤影が主体です。

一方，間質性肺炎だと疑われて紹介になる症例の多くは，肺に蜂巣肺などの線維化をきたしているものが多く，これらは残念ながらもとには戻りません[※]。

※異論はあるかもしれませんが，割れたガラスは戻らないという考えと大差はないと私は思います。

ガイドライン[1]には，MDD診断をして……と書かれています。MDDというのは，Multidisciplinary discussionのことです。直訳すると，集学的討議です。簡単に書くと，専門家同士でめっちゃ話し合ってね，ということです。

これって裏を返せば「素人は入ってくんな」とも受け取れなくもない。間違いではないですが，これが仇（あだ）となって返って他診療科のドクターの間質性肺炎ギライを助長しているような気がしてならないのです。

微細な間質性肺炎であれば非呼吸器科医が管理するのもアリ

高齢者では，実は微細な間質性肺炎などありふれた疾患です。よくよく見たら，結構な頻度で肺に間質性陰影が散見されます。そのすべてを呼吸器専門医が一生懸命診断して厳密に管理しなければならないわけではありません。中には老化の範疇でおさまっている人もいますし，ほとんど進行しない人もいます。

気になるようであれば一度呼吸器科の診断をあおぎ，複数の病院にかかるのが大変そうなら，非呼吸器科医が定期的に診ていく診療もアリだと思います。

疾患が進行しても追加できる効果的薬剤がまだ少ないため，「何が何でも呼吸器科で診なければならない」と壁を作ることは，今後の高齢化社会において足枷になりかねないと懸念しています。フレッシュマン溢れる人口ボーナス期にある国ならともかく，これからは微細な間質性肺炎のある高齢者をたくさん診る時代になります。

国際的にアカデミックな議論は，病態解明や治療法開発のために重要です。しかし，リアルワールドに目を向けて，かかりつけ医や非呼吸器科医もまじえた現実的な議論をすべき時期に来ていると私は考えています。

7. 間質性肺炎編

（**参考文献**）
1）日本呼吸器学会 びまん性肺疾患診断・治療ガイドライン作成委員会.
特発性間質性肺炎 診断と治療の手引き 改訂第 3 版. 南江堂, 2017.

Question
間質性肺炎の治療はステロイドでよいですか？

Answer
だめです。

「間質性肺炎ってまぁ，要は肺胞の外に肺炎を起こしている（138〜142ページ），そういう疾患の総称なんですよね？」

「まぁ，そうだ。」

「原因不明のこともあるけど，膠原病やアレルギーのこともある，そういうことですよね？」

「うむ」

「だから治療はステロイドでいいんですよね？」

「いや，ステロイドを使う場面は限られている。COPや一部の膠原病くらいじゃないかな。」

「IPFみたいな慢性の間質性肺炎には使っちゃダメなんですか？」

「使っているドクターもいるが，私はあまり使いたくない。」

「私も昼食に大量のらっきょうを食べていますけど，口がクサくなるので食べちゃダメだと思っています。」

「…………（ならなぜやめない）」

7．間質性肺炎編

とりあえずステロイド，はNG

　間質性肺炎の治療といえば，教科書的にはステロイドと習ったような気がする。まぁ，よくわからんからとりあえず炎症をしずめる薬剤を投与しておけばよいだろう，そういううろ覚えの人も多いと思います。いやいや，水害で困っている村で荒ぶる神をしずめるのとはワケが違うんだから，ステロイドを御祈祷がわりに使うのはよくないですぞ。

おそろしい長期投与

　間質性肺炎の代表格である，特発性肺線維症（IPF）ではステロイドの長期投与は有益どころかむしろ害悪である可能性があります。これは，IPFに対してステロイド・免疫抑制剤・N-アセチルシステインの併用がプラセボと比較して死亡と入院が増加したというPANTHER試験[1]において，どうも薬剤の負の側面が強く出てしまったことが懸念されてのことです。

　何より，実臨床で私たち呼吸器内科医はステロイドの長期投与のおそろしさを身に染みて感じています。IPF急性増悪のような致死的な病態であればステロイドをガツンと投与することがありますが，安定期IPFに漫然とステロイドを投与するプラクティスは前時代的になりつつあります。

医師が陥るロジック

　IPFのように線維化がすすんでしまったタイプの間質性肺炎には，おそらくステロイドや免疫抑制剤はほとんど意味をなさないだけでなく，日和見感染症やその他副作用のリスクを上乗せするだけではないかと考えています（これは私見です）。これは，呼吸器科医だけでなく医師が陥りやすい「**あるロジック**」によるものです。

　有効と思って投与したステロイド。その後，1ヶ月，半年，1年……と何も起こらなかった場合，「**ステロイドのおかげで間質**

性肺炎が進行しなかった」と主治医は自分の都合のよいように，ポジティブに捉えてしまいます。

　もしかして，ステロイドを投与しなくてもその疾患は進行しなかったかもしれません。しかし，患者さんだけでなく主治医も治療満足感を診療に求めており，何も進行しなかったことが良好なアウトカムだと履き違えてしまうのです。

　そのため，日和見感染症などで致死的に陥ったとしても，「ステロイドの効果はあったけど，この患者さんでは副作用が強く出てしまった」とあたかもプラスマイナスゼロのような感覚に陥ってしまいます。その実は，もしかして無用な害を与えてしまっただけかもしれないのに。私たち医師は，決して薬害を軽視してはいけません。

長期投与はやめられない

　一度でもステロイドや免疫抑制剤の長期投与を開始すると，やめられません。やめることがダメなような気がする。治療を放棄するような気がする。だからダラダラ続けてしまう。そのうち，肺炎を起こす。細菌性肺炎かもしれない，ニューモシスチス肺炎やサイトメガロウィルス肺炎かもしれない。しかし主治医には間質性肺炎の急性増悪との区別がつかない。さらなるステロイドとブロードスペクトラムの抗菌薬が投与される。ステロイド糖尿病，肥満，筋力低下，繰り返す感染症。いつしか，抜けられない泥沼に入り込んでしまう。

誰のための治療か

　国内には，不必要なステロイドや免疫抑制剤を漫然と投与された慢性間質性肺疾患の患者さんが数多くいます。比較的亜急性の経過の間質性肺炎（COPなど）や膠原病関連間質性肺疾患に対してはステロイド・免疫抑制剤が必要と考えられていますので，これについては異論は申しません。

152　7．間質性肺炎編

しかし，蜂巣肺のように線維化が進みきっている典型的な間質性肺炎（特にIPF）に長期ステロイドはおそらく必要ありません。

　主治医の満足度など，患者さんにとってはどうでもよいのです。治療は，主治医がひとりで踊るための舞台や劇場なんかではない。人生の一部を奪うような害を与えてはならない，私はそう思っています。

（参考文献）
1）Idiopathic Pulmonary Fibrosis Clinical Research Network. Prednisone, azathioprine, and N-acetylcysteine for pulmonary fibrosis. N Engl J Med. 2012 May 24 ; 366（21）: 1968-1977.

Question
メトトレキサート内服中の関節リウマチ患者の肺炎は薬剤性肺障害ですか？

Answer
可能性はありますが，薬剤性肺障害自体はまれな事象なのでまずはコモンなものを考えるべきです。

「なんか最近メトトレキサート（MTX）肺傷害※多くないですか〜？」

「そうだね，MTXを内服していると，どうしても肺に対する副作用に目がいくからね。」

「後輩も，『もう4人くらいMTXやめましたよ』って言ってます。」

「関節リウマチが悪くならなきゃいいけどね……」

「MTXを内服している関節リウマチの患者さんがいたとして，肺にカゲが出たらやっぱアウトですか？」

「多くの呼吸器内科医は継続投与にOKは出さないだろうね。いや，"出せない"というのが正しい表現かな。」

※ MTX lung injuryと書くことが多いので，ここではMTXに起因する肺障害のことを「肺傷害」と記載します。

呼吸器科と膠原病科と整形外科の医師くらいしかこの話題には興味がないかもしれませんが，敢えて書く！　MTXは膠原病，特に関節リウマチのアンカードラッグに君臨しています。医師国家試験の勉強で，MTXの副作用で肺傷害というのを覚えたことがあるはずです。

どの薬剤にも薬剤性肺障害※は起こりえます。たとえば，ブレオマイシンという抗がん剤はマウスで肺傷害モデルを作成する際に用いられる薬剤としても有名です。ブレオマイシンは現在はほとんど使われませんが，10%近くに肺傷害をきたす可能性があります。

※薬剤によって起こる肺の障害全般について言及しているので，ここでは傷害ではなく「障害」と記載しました。ああ，ややこしや。

MTX肺傷害のロジック
MTXは古典的に薬剤性肺障害を起こしやすい免疫抑制剤として知られていますが，いくつかロジカルな問題が立ちはだかります。それは以下の通りです。

1．原疾患の関節リウマチ単独でも間質性肺疾患を併発することがある（rheumatoid arthritis-associated interstitial lung disease：RA-ILD）
2．MTXを使用していると日和見感染症を呈することがある（通常の細菌性肺炎とは異なる画像所見になりやすい）
3．関節リウマチがなくても，MTXを使用していなくても，特発性に進行性の間質性肺疾患を起こす可能性がある

つまり，1～3の可能性がある中で，目の前の患者さんに「あなたはMTX肺傷害です」と断言することは，本来極めて難しいことなのです。K-1選手と戦った後，横綱と相撲をとって，最後

にプロレスラーと勝負した場合，翌日右腕が痛いからといってそれがどの格闘家のどの技が原因なのか，分からないでしょう。

「いくらなんでも，たとえが悪すぎないですか？」

「こら，まだ話の途中だ！　乱入禁止！　乱闘反対！」

表1　MTX肺傷害診断基準[1]

Major criteria
1. 過敏性肺炎の病理所見（原因病原体を認めないもの）
2. 画像検査におけるびまん性すりガラス陰影，浸潤影
3. 血液培養と初回の喀痰培養において病原体が陰性

Minor criteria
・8週間以内の息切れ
・乾性咳嗽
・$SpO_2<90\%$
・$DLCO<70\%$
・白血球$<15,000/mm^3$

●確定診断「(Major criteria1つ)　もしくは (2＋3)」かつ「Minor criteria3つ」
●疑診「Major criteriaの2＋3」かつ「Minor criteria2つ」

　MTXには肺傷害の診断基準があります[1]。ただ，この基準の元となっているSearlesとMcKendryの報告[2]は4例のMTX肺傷害のケースシリーズであり，妥当性の検証はなされていません。この基準もあってか，「MTXを飲むと肺傷害を起こしやすい」というバイアスが入りそうですね。

RA-ILDの可能性

ここでいったん，頭をニュートラルにして考えてみましょう。関節リウマチの患者さんが胸部CT上間質性肺疾患を有している頻度は，横断的に観察した場合，20〜30％とされています[3]。細かくみると，病理組織学的には80％が間質性肺疾患を有しているとされています[4]。

そう，関節リウマチを持っているだけで間質性肺疾患をもともと合併しやすいんです。関節リウマチによる間質性肺疾患のことを RA-ILD（rheumatoid arthritis-associated interstitial lung disease）と呼びます。

つまり，RA-ILDが多いにもかかわらず，アンカードラッグであるMTXでさえもILDが起こることが懸念されているというわけです。

じゃあ両者をどう区別しているのか？

MTXを開始して数週間以内に急激に両肺に陰影※が出てくればMTX肺傷害らしいと言えますが，何年もMTXを使っている人の肺が徐々に線維化してきたらといってそれがMTXによるものかどうかを証明することは，悪魔の証明に近い。

> ※典型的には，MTX肺傷害は過敏性肺炎パターンと言われています。胸部CTを見たら，呼吸器科医ならおそらく分かります。薬剤性肺障害で最も恐ろしいのはびまん性肺胞傷害（DAD）パターンですが，これもおおよそ画像診断が可能です。

代表性ヒューリスティックの思考過程

それにもかかわらず「疑わしきは罰せよ」ということで，アンカードラッグであるMTXを二度と使えないようにすることは，患者さんに一生を左右する烙印を押すことになるかもしれません。

それでもなおMTX使用者で肺傷害の懸念が多いのは，**代表性ヒューリスティック**の考え方を持っている医療従事者が多いからだと思っています。

　代表性ヒューリスティックの思考過程とは，たとえば「回転性めまいを呈する脳腫瘍＝聴神経腫瘍」という医師国家試験的な発想のことです。聴神経腫瘍の有病率はかなり低く，回転性めまいを起こす脳腫瘍だけを取り上げてもその多くは頭蓋内腫瘍と言われています。しかし，**頻度の低い疾患が主であると思い込んでしまう**。そういう思考過程のことです。

　実はMTX肺傷害もこの代表性ヒューリスティックの思考過程に侵されているのかもしれません。「MTXを飲んでいる人の肺が線維化＝MTX肺傷害」という短絡的な帰結です。RA-ILDでも加齢性変化でもない，目の前の肺の異常はMTXが原因なんだ，と思い込んでしまう（図1）。

　そして，本来「MTXによる肺傷害の可能性も否定できない」というのが正しいロジックであるにも関わらず，**「否定できない」がいつしか「肯定」へ変わっていきます**。最終的に，患者さんはMTXを内服することを禁じられます。

「え？　なんですって？　ペリクレスがアテナイでいつしか皇帝へ変わる？　何言ってんですか，あのねえ，ペリクレスは民主制を作ったんですよ。

「ちょとまって，そのギャグ，レベル高すぎて笑えない。乱入禁止！」

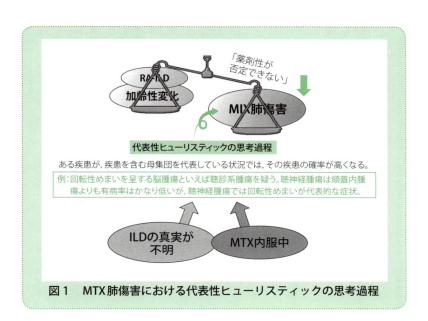

図1 MTX肺傷害における代表性ヒューリスティックの思考過程

MTXによる肺傷害はそれほど多くない？

　実際にMTXがどのくらいの頻度で肺傷害を起こすのか，という命題にはいくつか答えがありますが，どうやら国内の内科医が懸念しているほど多くはないようです．とはいえ，一番心配しているのは私たち呼吸器内科医でもあるんですけどね．

　乾癬，乾癬性関節炎，炎症性腸疾患に対するMTXとプラセボ・他剤の比較試験7試験のメタアナリシス[5]では，16～52週間の投与による呼吸器系の有害事象の発生は，統計学的に有意ではありませんでした（1630人のうち1人のみがMTX肺傷害を起こした）．
　このメタアナリシスの特筆すべきところは，関節リウマチの症例が入っていないことです（RA-ILDの関与を除外できる）．ただ，追跡期間が最長52週と短いため，長期的な関与が本当にないのかどうかは不明です．

また，MTX投与中の55人の関節リウマチ患者さんと，MTX未投与の73人の患者さんを比較した研究[6]では，胸部HRCTでは両群ともに肺線維症の頻度は同等でした（20% vs 23%：主にRA-ILDと考えられる）。また，肺線維症がみられた症例とみられない症例の間でMTX用量と投与期間を比較しましたが，これも有意差はありませんでした。

　つまり，MTXによる肺病変の悪化の上乗せ効果はみられないということを意味します。

　少なくとも現時点では，「肺傷害が多くてやっかいな困った薬剤」という位置づけではなさそうです。どうやら，実臨床では過度に懸念されているのかもしれません。ただ，RA-ILDを最初から合併している関節リウマチにMTXを使用して，ILDが増悪するかどうかという評価は既報からは読み取れません。

コモンな病態から考えよう

　もしかして，関節リウマチでMTXを内服しているというバイアスが極端な代表性ヒューリスティック思考過程を惹起し，存在しないはずのMTX肺傷害を拾い上げていることが日常茶飯的なのかなと思ったりもします。

　どのような間質性陰影であっても，すぐにシマウマを探すのではなく，まずはコモンな病態から考えるのが正しいスタンスです。

（参考文献）

1）Kremer JM, et al. Clinical, laboratory, radiographic, and histopathologic features of methotrexate-associated lung injury in patients with rheumatoid arthritis: a multicenter study with literature review. Arthritis Rheum. 1997; 40（10）: 1829.

2）Searles G, et al. Methotrexate pneumonitis in rheumatoid arthritis: potential risk factors. Four case reports and a review of the literature. J Rheumatol. 1987 Dec; 14（6）: 1164-1171.

3）McDonagh J, et al. High resolution computed tomography of the lungs in patients with rheumatoid arthritis and interstitial lung disease. Br J Rheumatol. 1994 Feb; 33（2）: 118-122.

4）Cervantes-Perez P, et al. Pulmonary involvement in rheumatoid arthritis. JAMA. 1980 May 2; 243（17）: 1715–1719.

5）Conway R, et al. Methotrexate use and risk of lung disease in psoriasis, psoriatic arthritis, and inflammatory bowel disease: systematic literature review and meta-analysis of randomised controlled trials. BMJ. 2015; 350: h1269.

6）Dawson D, et al. Investigation of the chronic pulmonary effects of low-dose oral methotrexate in patients with rheumatoid arthritis: a prospective study incorporating HRCT scanning and pulmonary function tests.. Rheumatology（Oxford）. 2002 Mar; 41（3）: 262-267.

8

その他

Question
気管支拡張症にマクロライド系抗菌薬はダメなのですか？

Answer
議論の余地はありますが，びまん性汎細気管支炎以外では積極的にはすすめられません。

「呼吸器内科医のみなさんって，結構な頻度でマクロライド系抗菌薬を処方していますよね。しかも，すんごい長期。」

「うっ！　イタイところをつかれたっ！」

「抗菌薬の適正使用とか，本当に理解されているんですか？」

「ううっ！　胸がっ！」

「ぱるもん先生の無精ヒゲとか，モテアピールですか？　不潔だとは思わないんですか？」

「うううっ！」

とりあえずマクロライド系抗菌薬？

　副鼻腔炎と診断がついたらとりあえずクラリスロマイシン，気管支拡張症と診断がついたらとりあえずエリスロマイシン。そんな時代がありました。いや，今もそういう治療をされている方も多いと思いますが。ぱるもん先生も苦悶の表情です。

　副鼻腔炎は，気管支拡張症とゆかりが深い疾患であり，両者を合併しているケースは結構多い。そのため，両者をあわせて**副鼻腔気管支症候群（Sinobronchial Syndrome：SBS）**なんて呼び名もあるくらいです。ただ，どういうわけか，呼吸器内科医の間では，あまりSBSという略語は流行っていません。

　とりあえずマクロライド系抗菌薬を処方しておけば大丈夫だろうと思われるかもしれませんが，実はここには大きな落とし穴があります。副鼻腔炎や気管支拡張症にマクロライド系抗菌薬，特にクラリスロマイシンを長らく単剤治療していると，クラリスロマイシン耐性の非結核性抗酸菌症を発症する可能性があるのです[1]。

耐性菌のことを考えよう

　実は呼吸器科医にとってコレは結構ネックになっていまして。非結核性抗酸菌症ってなかなか治らないんですよ。スカっとよくなる人なんてごく一部です。

　この非結核性抗酸菌症のキードラッグは，何を隠そうクラリスロマイシンでして。

　「いやー，慢性副鼻腔炎で，もうクラリスロマイシンを5年くらい飲んでますわー」という患者さんが気管支拡張症で紹介されてきたとき，喀痰の中にはムコイド型緑膿菌とクラリスロマイシン耐性非結核性抗酸菌がウジャウジャいるというのもよくある話。

最近のSBS治療

　今のSBSの治療は，びまん性汎細気管支炎（diffuse panbronchiolitis：DPB）のような重症例以外にはマクロライド系抗菌薬を真っ先には使いません。DPB以外の気管支拡張症でも，マクロライド単剤治療によって喀痰が減ったり急性増悪を予防したりする効果はありますが，やはり耐性菌を招く不利益と天秤にかけなければいけません[2, 3]。

　「クラリスロマイシンだと非結核性抗酸菌症の耐性を助長するから，エリスロマイシンを長期に処方しよう」という意見もありますが，これには確たるエビデンスは存在しません。

　SBSの慢性副鼻腔炎に対する治療は，生理食塩水による鼻洗浄，鼻噴霧用ステロイドを用います。鼻茸がない例にはマクロライド系抗菌薬を処方することもありますが，漫然と何年間も飲み続けるものではありません。同様に，副鼻腔炎すら明らかでないのに気管支拡張症があるからといって，マクロライド系抗菌薬を年単位で処方するのはやはりよくない。

マクロライド系抗菌薬の使いどころ

　さて，マクロライド系抗菌薬が有効なDPBと普通の気管支拡張症とどう違うのかというと，読んで字の如く「びまん性」に気管支拡張症がある疾患なんです。両肺の気管支がボコボコと拡張している疾患です（**図1**）。

　ボコボコに開いた気管支の中には行き場を失った気道分泌物がたっぷり貯留しています。そのため，肺の中に分泌物の詰まった白い円形陰影と，拡張した気管支の黒い円形陰影が多数観察されます。

　これほどの症例であれば，6ヶ月～2年という長期のマクロラ

イド系抗菌薬によって恩恵を受ける可能性があります。これは，日本国内で実施された臨床試験によってDPBに対するマクロライド系抗菌薬の有効性が示されているからです。

1980年代前半にDPBの5年生存率は42％と低いものでしたが，1980年代後半以降に90％以上に改善しました（**図2**）[4]。抗菌作用ではなく，マクロライド系抗菌薬が持つ抗炎症作用が影響を与えたと考えられています[5, 6]。

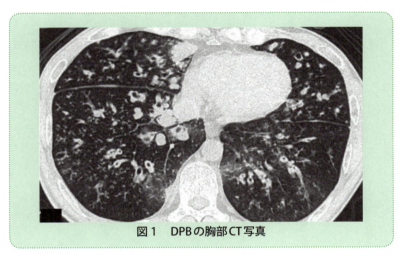

図1　DPBの胸部CT写真

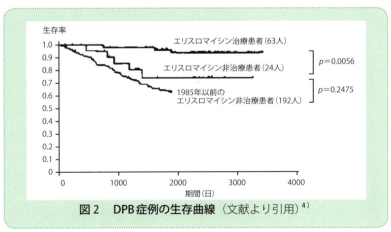

図2　DPB症例の生存曲線（文献より引用）[4]

安易なマクロライド系抗菌薬の処方は×

　非呼吸器科医の目の前にいる副鼻腔炎・気管支拡張症の患者さんは，確率から考えるとDPBではないでしょう。胸部CTでエライ目立つなぁというくらい両肺に陰影があればともかく，安易にマクロライド系抗菌薬を処方してはいけないと私は考えています。もちろん将来，非DPBの気管支拡張症に対するマクロライド単剤治療が優れているというエビデンスが登場する可能性も捨てきれませんが。

　急性増悪を繰り返す例や，緑膿菌が定着している例では，吸入抗菌薬が使えないような時に限って，長期（12〜24ヶ月）のマクロライド系抗菌薬を投与することもありますが[7]，非呼吸器科医でのこのプラクティスを敢行することはまずないでしょう。
　マクロライド系抗菌薬を処方する前に，少し耐性菌のことを考えるようにしましょう。ね，ぱるもん先生。

「うううっ！　本当に胸が痛い，心電図を……！」

（参考文献）

1 ）Griffith DE, et al. Clinical and molecular analysis of macrolide resistance in *Mycobacterium avium* complex lung disease. Am J Respir Crit Care Med. 2006 Oct 15; 174（8）: 928-934.

2 ）Zhuo GY, et al. Prolonged treatment with macrolides in adult patients with non-cystic fibrosis bronchiectasis: meta-analysis of randomized controlled trials. Pulm Pharmacol Ther. 2014 Oct; 29（1）: 80-88.

3 ）Fan LC, et al. Effects of long-term use of macrolides in patients with non-cystic fibrosis bronchiectasis: a meta-analysis of randomized controlled trials. BMC Infect Dis. 2015 Mar 27; 15: 160.

4 ）Kudoh S, et al. Improvement of survival in patients with diffuse panbronchiolitis treated with low-dose erythromycin. Am J Respir Crit Care Med. 1998 Jun; 157（6 Pt 1）: 1829-1832.

5 ）Tanabe T, et al. Clarithromycin inhibits interleukin-13-induced goblet cell hyperplasia in human airway cells. Am J Respir Cell Mol Biol. 2011 Nov; 45（5）: 1075-1083.

6 ）Mertens TC, et al. Azithromycin differentially affects the IL-13-induced expression profile in human bronchial epithelial cells. Pulm Pharmacol Ther. 2016 Aug; 39: 14-20.

7 ）Polverino E, et al. European Respiratory Society guidelines for the management of adult bronchiectasis. Eur Respir J. 2017 Sep 9 ; 50（3）. pii: 1700629.

Question
胸水は全例，呼吸器内科に紹介してよいですか？

Answer
よいです．ちなみに，非呼吸器内科医でなくとも胸水穿刺はできます．

「イケメンの後輩のドクターが，胸水を全例呼吸器内科に紹介しているんですよ．」

「うん……まぁ，別にいいけど……」

「え，いいんですか！ じゃあ来週の先生の外来に胸水の患者さんを入れておきますね！」

「ちょ，ちょっと待……」

「大丈夫，ほんの12人くらいですから！」

「ちょ，多……」

「あ，もしもし〇〇さんのお宅ですか，実は来週の外来の件なんですけどね———」

胸水貯留＝呼吸器内科コンサルト？

　胸水が貯留していると，こりゃあ呼吸器内科にコンサルトして胸水穿刺してもらなわないと！　という方程式が出来上がっている非呼吸器科医が多いです。特に，普段胸水を診療することが少ない診療科にその傾向は顕著です。

　私は，胸水の精査は呼吸器内科医がすればよいと思っているので，紹介されるぶんにはまったく問題ないと考えています。まずそのことはおさえておいてください。**紹介は悪くない。**

両側胸水と片側胸水

　どの教科書にも書かれていますが，両側胸水と片側胸水では天と地ほどの差があるので，胸水がどういう貯まり方をしているかチェックを怠らないようにしてください。

　両側胸水は，呼吸器疾患の可能性がかなり低いです。心不全，低アルブミン血症といった漏出性胸水の頻度が圧倒〜的に高い。

　反面，片側胸水は呼吸器疾患の可能性が高いです。Meigs症候群や黄色爪症候群などのまれな病態を考えることもありますが，実臨床で多いのはやはり**肺炎随伴性胸水（膿胸），悪性胸水，結核性胸膜炎**の3つです。これから高齢化社会を迎えるにあたり，これらに遭遇することが増えてくるでしょう。

胸水穿刺，実は難しくない！

　さて，非呼吸器科医が胸水穿刺をするとなるとかなりストレスフルですが，実はこの手技，それほど難しくありません。エコーが必要ですが，胸部レントゲンで「あっ，胸水だ！」と思うくらいの胸水貯留があれば，仰臥位や坐位で数cmの胸水穿刺安全域があることが多いからです。

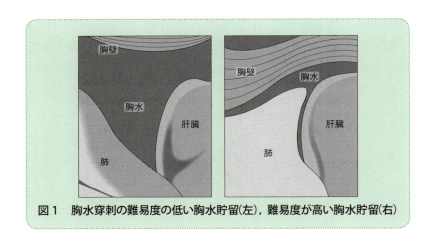

図1　胸水穿刺の難易度の低い胸水貯留(左)，難易度が高い胸水貯留(右)

　たとえば仰臥位や坐位で肋間に沿うようにエコープローブをあてると，**図1**のようなエコー所見が得られます。**左図**と**右図**のどちらの胸水穿刺が簡単かはお分かりでしょう。

　そう，エコーフリースペースの多い**左図**の方が簡単です。**右図**は穿刺が難しく，呼吸器内科医でもたぶん「やりたがりません」。胸水穿刺の合併症で最も懸念されるのは医原性気胸です。**左図**はリスクがかなり低いですが，**右図**は結構リスキーです。

　個人的には，**左図**のような比較的胸水穿刺が簡単なケースでは非呼吸器科医であっても穿刺してもよいと考えています。

抜いた胸水で何を見るか

　さて，滲出性か漏出性の判断のためには，総タンパク，LDHの測定があればOKです。両者ともおおむね血清測定値の半分以上あれば滲出性です。もちろん，胸水穿刺をした瞬間にクリーム色の膿がひけたら膿胸の可能性が高いわけですから，確実に滲出性です。

総タンパク，LDH 以外に，呼吸器科医がよく提出しているのは，Gram 染色・細菌培養，抗酸菌染色・抗酸菌培養，アデノシンデアミナーゼ（ADA），細胞診，ヒアルロン酸です。

それぞれ何を見ているかというと，Gram 染色・細菌培養は肺炎随伴性胸水・膿胸を，抗酸菌染色・抗酸菌培養と ADA は結核性胸膜炎を，細胞診は悪性胸水を，ヒアルロン酸は悪性胸膜中皮腫を想定している検査です。

これら一気に提出するとレセプトが心配だとおっしゃられる方も多いですが，そうそう胸水など何度も抜ける検査ではありませんから，一気に提出してしまったほうが医学的にはよいです。

呼吸器疾患以外の可能性も考える

おいおい，クリニックレベルでそんなことできないよという場合は，もちろん呼吸器内科に紹介していただいて問題ありません。

ただ，両側胸水は全身性疾患に由来することが多いので，必ずしも呼吸器疾患ではないことを念頭に置いていただければと思います。私も数えきれないくらい両側胸水のある慢性心不全の患者さんを循環器科にバトンタッチした経験がありますから。

173

Question
肺にカゲが出たら，とりあえず呼吸器内科に紹介してよいですか？

Answer
よいです。しかし，心不全だけは調べておいてほしいです。

「イケメンの後輩のドクターが，肺にカゲが出たら全例呼吸器内科に紹介しているんですよ。」

「うん……まぁ，別にいいけど……」

「え，いいんですか！　じゃあ来週の先生の外来に胸にカゲがある患者さんを全員入れておきますね！」

「ちょ，ちょっと待……」

「大丈夫，ほんの86人くらいですから！」

「外来枠にそんなに入るかー！！！」

肺にカゲ＝呼吸器内科コンサルト？

「てぇへんだ，こいつは肺炎だ！　呼吸器内科に紹介しろぃ！」「へ，へいっ！！」という非呼吸器科医の指導医と研修医の会話が頭に浮かぶくらい，肺にカゲが出たというだけで紹介されてきた患者さんを私は何人も診てきました。なぜ江戸っ子風の会話をイメージしたのかは聞かないで下さい。

　肺にカゲが出たら呼吸器内科。ええ，間違いありません。何も文句は申しませんとも。

肺炎もどきに注意

　しかーし！　肺炎の中には肺炎もどきが存在します。その最たるものが心原性肺水腫です。呼吸器内科に紹介したものの，「呼吸器疾患ではありません，循環器を精査ください」と言われて患者さんがたらいまわしにされることがありえます。

　いや，まぁ今の時代そんなおバカな診療をしている病院はないでしょうし，呼吸器科医であっても心不全の初期対応くらいできるのがベストなのですが。

心不全と肺炎を間違うワケ

　なぜ心不全と肺炎を間違うのか？　簡単です。肺にカゲが出るからです。後ろ姿だけでイケメンだと判断するのと同じようなもの。ちゃんと前に回って顔を確かめるだけでいいので，少し突っ込んで調べてほしいんです。

「私は後ろ姿とニオイだけでイケメンかどうか分かりますよ，特異度90％です。」

「ヘンタイ！」

　私たちが医学生の頃，Kerley's B line が胸部レントゲンで見えた場合，両側肺炎はもしかしたら心不全かもしれないという知見がありました（特異度90％以上と習いました）。しかし，今の時代，胸部レントゲンでKerleyのlineをいちいちチェックしているドクターなど皆無で，とっとと胸部CTを撮りにいくことが多いのです。

　しかしそれでも肺炎と心不全の溝は埋まらない。それは，胸部CTであっても肺炎と心不全の鑑別が難しいからです。心不全では肺静脈圧が高くなり，間質性肺水腫を呈します。これがあたかも両側肺炎のように見えてしまうのです。

　やっかいなのは，呼吸器感染症によって心不全が悪化しているパターンです。さらに，市中肺炎でも間質性肺水腫を起こすことがあるのです。特に高齢者ではザラ。

　こうなると，呼吸器科か循環器科かどちらに紹介するかという議論は後回しになります。誰が診るという問題よりも，治せる人が治さないと患者さんが不利益を被ってしまいます。

どちらに紹介するか迷ったら

　さて，呼吸器科と循環器科で迷ったらどちらに紹介するか。それはもう呼吸器科しかないでしょう。急性冠症候群や弁膜症などの専門的治療が必要でないなら，とりあえず呼吸器科でよいです。

　ただ，呼吸器内科医からの要望としては，紹介前に**心不全の可**

能性を調べておいてほしいというのが正直なところ。急性冠症候群による心不全なのに，チンタラ肺炎の検査をしていたら治療の時期を逸してしまいます。

心不全のざっくりとした見方

呼吸器内科にコンサルトしつつ，心電図，BNPあるいはNT-proBNPの測定，心エコーあたりはやっておくのが望ましい。BNPは，

BNP＞400pg/mL……心不全の可能性が高い[※]
BNP＜100pg/mL……心不全ではない可能性が高い

※NT-ProBNPより影響は少ないですが，腎機能障害があるとBNPは上昇することがあります。

とざっくり考えればよいと思います[1-3]。グレーゾーンに入ると肺塞栓や心不全のない左心機能低下など色々考えないといけないことがでてきますが，呼吸器症状があって何か肺にカゲがあってBNP100pg/mL未満なら循環器科に紹介する必要性はグッと下がると考えてよいでしょう。

片側の間質性肺水腫で，循環器科が介入しなければならないほどの心不全というケースはまれなので，両側肺炎をみたとき，特にその肺炎像がすりガラス影で薄気味悪いときには，循環器科の精査も並行していただきたい。

〔参考文献〕

1) Maisel A. B-type natriuretic peptide levels: diagnostic and prognostic in congestive heart failure: what's next?. Circulation. 2002 May 21; 105〔20〕: 2328-2331.

2) Maisel AS, et al. Rapid measurement of B-type natriuretic peptide in the emergency diagnosis of heart failure. N Engl J Med. 2002 Jul 18; 347〔3〕: 161-167.

3) McCullough PA, et al. B-type natriuretic peptide and clinical judgment in emergency diagnosis of heart failure: analysis from Breathing Not Properly〔BNP〕Multinational Study. Circulation. 2002 Jul 23; 106〔4〕: 416-422.

Question
肺に陰影があったら，呼吸器内科で診断ができるんですよね？

Answer
大きさによります。小さすぎるものはまず不可能です。

「ぱるもん先生は，どんな大きさの陰影でも気管支鏡で診断をつけることができる神なんですよね？」

「そうそう，ゴッドハンドって言われて………ちょっと待てーい！そんなこと一度も豪語したことないぞ！」

「え，いつだったか1.5mmの米粒より小さな陰影を気管支鏡で診断したって医局で嬉しそうに話してたじゃないですか。」

「1.5cmだ！　センチメートル！！大きさが10倍違う！」

「え〜，もう全国津々浦々で言いふらしてしまいましたよ〜。こないだもお見合いで言っちゃったし。」

「どういう会話の流れで気管支鏡の診断の話になるんだよ！」

気管支鏡でヒットできるかどうかがキモ

「肺内に結節がみられますので，御高診よろしくお願い申し上げます」という文面で当院には胸部異常陰影の患者さんがよく紹介されてきます。その際，一体どのくらい診断できるものなのか，イメージしてくれる非呼吸器科医のドクターは多くありません。

まず私たちが肺野にみられた陰影を診断する際，一番最初に考えるのが「気管支鏡でヒットできるかどうか」です。その際考慮しているのは，大きさ，場所，到達しやすさの3点です。ちなみに牛丼は，早い，安い，旨いの3点が重要です。え，そんなオヤジギャグはどうでもいい？

大きさ

自信を持って気管支鏡診断できるかどうかは，まず大きさにかかっています。

結節の大きさが5cmなら気管支鏡で診断できる可能性が高いです。あ，5cmの大きさの異常陰影は結節ではなく腫瘤と呼ぶんですけどね，専門家は。まぁそんなことはどうでもよろしい。

しかし，2cmを下回ってくると，ちょっと自信がなくなる呼吸器科医が増えてきます。1.5cm以下の結節の診断では，専門家集団がたくさんいる病院ですら診断率65.2％です[1]。通常の病院であれば，五分五分といったところかもしれません。

さすがに1〜3mmのような極小病変は気管支鏡ではまず診断をつけることはできません。

そのため，ゴッドハンドぱるもん先生とて1.5mmの米粒より小さな陰影を気管支鏡で診断することはできないのです。

到達しやすさ

参考文献1の田宮らの報告では，診断率が高い条件として，下葉にないこと，到達しやすい陰影であることが挙げられています。

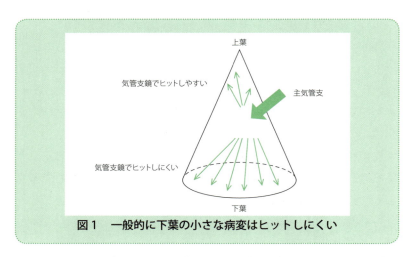

図1　一般的に下葉の小さな病変はヒットしにくい

下葉というのは肺の一番下の部分で，円錐の底辺にあたります（**図1**）。

そのため，1つの気管支が支配する領域が広く，「ここらへんかな」と思って入れた枝が標的から数センチずれることがよく起こります。個人的には上葉も結構難しいと思っているんですけどね。カメラをぐにゃーっと曲げないと届かないので。じゃあ全部難しいじゃん，ええその通り，気管支鏡とは奥が深いものです。

この問題を解決するために，<mark>バーチャル気管支鏡</mark>という「どの気管支にカメラを突っ込めばよいか」という技術が開発されており，当院でもLungPointというソフトウェアを使って胸部CTから三次元の気管支を作成しています。

最近では，そのコンピュータにおまかせしている「枝読み」を勉強する若手呼吸器科医が増えており，バーチャル気管支鏡がなくとも細かい枝読みができる医師が増えてきました。

気管支鏡の経験が深い医師でも，胸部CTから適切な気管支を枝読みするのは難易度が高いため[2]，意外と脂の乗った若手医師の方の診断率が優れているかもしれません。

PETも有用

「大腸がん術後の患者様です，肺に結節影が出現し……」という紹介状をいただくこともありますが，もし可能であればPETを撮影してから紹介してもらえるとよいです。小さな結節だとPETで集積がみられないこともありますが，強い集積があると気管支鏡で診断がつかなくても外科的に診断をつけにいく強い根拠になります。

結節判定は経時的に見極める

気管支鏡でmm単位の結節を診断するのはまず不可能で，よほど運よく気管支に腫瘍が突出していないと診断できません。外科的に肺を切除すれば簡単に診断はつきますが，侵襲が大きい。

そのため，経時的に変化を追って，増大するかどうかを見極めてからアクションを起こすことが多いのです。

具体的には，3～4ヶ月おきにCTを再検し，結節のサイズの変化をみます。国内のガイドライン[3]では3～4ヶ月おきとされていますが（図2），実臨床では3～4ヶ月後に「大きくなっ

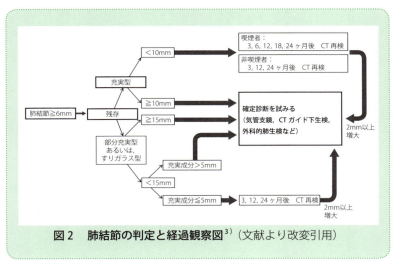

図2　肺結節の判定と経過観察図[3]（文献より改変引用）

ているので肺がんかもしれません」と説明すると「もっとはやく
分からなかったのか」と指摘されることがあるため，個人的には
最初の2回くらいは1.5〜2ヶ月後に撮影することが多いです。

（参考文献）

1）Tamiya M, et al. Diagnostic factors of standard bronchoscopy for small（≤ 15mm）peripheral pulmonary lesions: a multivariate analysis. Intern Med. 2011; 50（6）: 557-561.

2）水守康之ら．肺末梢病変への到達ルート同定に仮想気管支鏡は有用か―CT画像読影実験―気管支学．2017; 39（2）: 121-126.

3）日本CT検診楽器　肺がん診断基準部会・編．肺がんCT検診ガイドライン．低線量CTによる肺がん検診の肺結節の判定基準と経過観察の考え方．第5版．2017年10月改訂．より作成

▶コラム9：「変化なし」の連続が見逃しの原因になるかも？

　胸部レントゲン写真や胸部CT写真で異常陰影を経時的に追っていると，「前回と変化なし」が続くことがあります。患者さんはホッと胸をなでおろし，安心して帰宅します。

　肺がんを疑われた患者さんの場合，初期にしばらく胸部画像検査で経過観察をすることがありますが，しばらく「前回と変化なし」が続くと注意しなければならないことがあります。

　それは，「変化なし」が生み出すトラップです。1ヶ月おきに胸部画像検査をして，以下の図1のような経過だったとき，前回の画像と比較すると「あまり変わってないな」と感じることがあります。

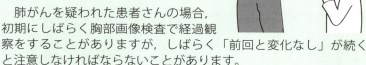

図1　1ヶ月ごとの陰影の変化

　この「前回と比較する」という作業がクセモノです。実は，1回目の撮影と4回目の撮影の陰影を比較すると明らかに陰影は増大しているのです（図2）。

　実はこの前回と比較する作業は胸部画像検査に限らず，どの分野でも注意が必要です。ヘモグロビンも，毎回の外来で少しずつ低下していると，実は半年前よりもヘモグロビ

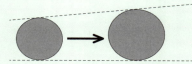

図2　1回目の撮影と4回目の撮影の陰影の比較

ンが4g/dL低くなっているということがありえます。臨床試験の非劣性の積み重ねでも同じようなことが言えるかもしれませんね。

　大事なのは，検査というものを常に俯瞰的にみることです。極めてベーシックなことですが，中堅〜ベテランになるにつれてこのことを軽視しがちになります。

Question
血痰が出たらあわてるべきですか？

Answer
血痰はあわてませんが，喀血はあわてます。しかし冷静に対処を。

「うちの後輩のイケメンドクター，目の前で血痰を出しているのに，キョトンとしているんです」

「血痰自体はそこまで緊急性はないからね，喀血だったら注意が必要だ。」

「まぁ，私の鼻血が垂れこんで血痰になっていただけなんですけどね。」

「え，血痰を出していたのって，ひっこ先生自身？」

「はい！　彼の厚い胸板を見ていたら，突然鼻血が出てきて，ズーズーすすっていたら血痰になったんです。」

「男女が逆だったら大問題だぞ……。」

血痰と喀血の違い

　血痰と喀血の違いなんて，非呼吸器科医にとってはたいしたことではありませんが，読んで字の如く，痰に血が混じるものを血痰，ゴフッ！　と血を喀出するものを喀血と呼びます。格闘マンガで「ゴフッ！」と血を吐くのは，たぶん腹部殴打による吐血と思われます。消化器内科の知り合いは「殴ったくらいじゃ吐血しねぇよ」と言っていましたが。

　24時間で100mL未満の喀血を軽症，24時間で100～600mLの喀血を中等症，24時間で600mLを超える・あるいは1時間で30mLを超える喀血を重症（大量［massive］喀血）という定義がよく用いられますが，バリバリ呼吸器内科をやっていない限りそんな喀血に遭遇することはほとんどないでしょう。

　喀血と吐血の違いがよく問題になりますが，実臨床では鑑別が困難です。色が鮮紅色なのが喀血，ドス黒いのが吐血とされていますが，食道静脈瘤の破裂だと喀血かどうかの判断はまずできません。大事なのは既往歴です。
　呼吸器疾患，特に気管支拡張症や非結核性抗酸菌症がある患者さんではまず間違いなく喀血でしょう。そりゃあ確率の問題で，重度の呼吸器疾患がある患者さんが胃潰瘍で吐血することもあるかもしれませんが。また，ひっこ先生のように鼻血を出した場合，それが口腔に回ってきて血痰のようになることもしばしばあります。

血痰・喀血の鑑別疾患

　血痰・喀血の鑑別疾患はかなり多いです（**表1**）。部位・原因別にまとめてみましたが，いやあ，覚えきれないですね。

　この中でビッグ4は何かというと，気管支拡張症，非結核性抗

表1　血痰・喀血の原因疾患

上気道〜気道病変	肺実質病変	血管疾患	その他
急性ならびに慢性気管支炎	抗酸菌感染症（肺結核，非結核性抗酸菌症）	肺血栓塞栓症	胸部外傷
咽頭・喉頭炎	肺炎	うっ血性心不全	薬剤性（抗凝固薬・抗血小板薬など）
気管支拡張症	肺化膿症	肺高血圧症	肺分画症
気管支腫瘍（カルチノイドなど）	肺アスペルギルス症	肺動静脈奇形	異所性子宮内膜症
気道異物	肺胞出血（血管炎など）		肝硬変
肺癌		血液疾患（血小板減少症，播種性血管内凝固［DIC］など）	
特発性喀血症			

　酸菌症，肺アスペルギルス症，特発性喀血症の4つです。それぞれ20％ずつの頻度だと思ってください。前3つは何となく分かりますよね，4つ目の特発性喀血症ってなんだよ。実はこれ，原因不明の喀血のことなんです。ズコーッ！

原因不明の特発性喀血

　しかしあなどるなかれ，原因不明の特発性喀血症は今，呼吸器内科ではアツいトピックなのです[1,2]。基礎疾患がないのに，いきなり喀血するので，喀血に慣れている呼吸器内科医でもちょっと驚きます。どうやら喫煙が悪さをしているみたいですが[3,4]，まだよく分かっていない疾患なのです。

「あれ，結核は？　沖田総司は結核で喀血しまくってたんでしょ？」

　はい，確かにそうです．実は頻度はそこまで多くないのですが，**「血痰・喀血をみたら肺がんと結核を疑え」「胸部レントゲン写真を見たら肺がんと結核を疑え」**というくらい，呼吸器内科領域では肺がんと結核は見逃してはならない疾患として位置づけています．肺がんの見逃しは患者さんの予後に直結しますし，結核の見逃しは公衆衛生上問題になります．そのため，**喀痰抗酸菌検査は絶対必須**です．

こんな検査が必要

　どういう検査が必要かの判断は呼吸器内科医の役割だと私は思っていますが，鑑別疾患のために，胸部レントゲン写真・胸部CT写真はもちろんのこと，上述した喀痰検査に加えて，血液検査で血算（貧血・血小板減少がないかどうか），止血機能（凝固異常がないか，ワーファリンによるINR延長などがないか），抗好中球細胞質抗体（anti-neutrophil cytoplasmic antibody：ANCA），MAC（*Mycobacterium avium* complex）抗体，クォンティフェロン・T-SPOTなどのインターフェロンγ遊離アッセイ，腫瘍マーカーをみておきたいところですね．

「じゃあ，血痰や喀血にどう対処しようか？」

「主治医の私があわてないように，ポケットに入っているおばあちゃんのお守りを握りしめます！」

「う……うん……。そうだね，主治医があわてちゃうとできるものもできないよね。」

対処法は？

　血痰ならあわてなくてもよいですが，喀血の場合，気道確保が優先されます。この際，N95マスクを装着してください。患者さんにではないですよ！　もちろんアナタが装着するのです。処置が全部終わった後に，実は肺結核の喀血だったと分かると色々タイヘンです。

　喀血量が多かったり無気肺に陥りそうだったりする場合には早急に気道を確保しないとエライこっちゃです。

　もともと気管支拡張症がある患者さんの場合，両側に病変があると喀血側が左右のどちらなのか分からないことがあります（聴診して判断できることもある）。その場合，挿管して気管支鏡で吸引しながら溢れ出てくる気管支が左右のどちらかを同定する必要があります。

　多少時間的余裕があるのならば，胸部レントゲン写真か胸部CT写真で左右を判定するのもヨシ。出血が止まりそうにない場合，気管支ブロッカーを用いて左右どちらかを閉じてしまうか，あるいは片肺挿管を試みるべきです。

　実際の非呼吸器内科臨床では喀血よりも血痰に遭遇することが多いですから，実際にはこのようなオオゴトにはならないと思い

ます。

止血剤

　止血剤としてよく用いられるのが，カルバゾクロム（アドナ®），トラネキサム酸（トランサミン®）です。略して「アドトラ」と呼んでいる呼吸器内科医は全国の９割にのぼるのではないかという筆者独自の小規模なデータがあります。

　ただ，後発医薬品が多い薬品なので，アドナ®ではなくチチナ®だったりトランサミン®ではなくラノビス®だったりすることも。その場合，「アドトラ」ではなくて「チチラノ」になりますね……。

　カルバゾクロムは，組織プラスミノーゲン活性化因子を減らし毛細血管の透過性を減少させるとされており，トラネキサム酸は，フィブリンに拮抗してプラスミノーゲンに結合して活性化を阻害することで，フィブリンの分解による出血を抑制することができます。ただ，血痰・喀血に対するエビデンスはあまりないです[5]。

　喀血や多めの血痰の場合は，以下の点滴処方を使うことが多いです。

アドナ®注（25mg）　1A〜2A（25〜50mg）
トランサミン®注（250mg）　1A〜2A（250〜500mg）　点滴
　（※持続点滴で投与することもある）
生理食塩水250〜500mL
※これらの薬品のアンプルは容量が多く，生理食塩水100mLに混注するとパンパンに膨らむことがあり注意。

　内服の場合，頓用で家に持っている患者さんも多いです。

アドナ®（10mg）　1錠
トランサミン®（250mg）　1錠　　あわせて内服
※頓用で持っておいてもらうことも可能。

ひどい喀血の場合，気管支鏡下にアドレナリン（ボスミン®0.2mL＋生食20mLで10万倍希釈とし3〜5mL注入）をビュビューっと振りかける方法もあります。

カテーテル処置を行うこともある

　またどうしても止まらない喀血に対しては，気管支動脈塞栓術というカテーテル処置が行われます。ただし，これをできる施設は限られているので，ご自身の病院でその処置ができるのか，あるいは近くでよくやっている病院があるのか知っておくことが大事です。ちなみに，関西では岸和田盈進会病院，関東では国立病院機構東京病院がズバ抜けて気管支動脈塞栓術の件数が多いです。

（参考文献）

1）Ishikawa H, et al. Efficacy and safety of super selective bronchial artery coil embolisation for haemoptysis: a single-centre retrospective observational study. BMJ Open. 2017; 7 : e014805.

2）Ando T, et al. Clinical and Angiographic Characteristics of 35 Patients with Cryptogenic Hemoptysis. Chest. 2017; 152（5）: 1008-1014.

3）Savale L, et al. Cryptogenic hemoptysis: from a benign to a life-threatening pathologic vascular condition. Am J Respir Crit Care Med. 2007; 175: 1181-1185.

4）Menchini L, et al. Cryptogenic haemoptysis in smokers: angiography and results of embolisation in 35 patients. Eur Respir J. 2009; 34: 1031-1039.

5）Prutsky G, et al. Antifibrinolytic therapy to reduce haemoptysis from any cause. Cochrane Database Syst Rev. 11: CD008711, 2016.

索　引

外国語・他

1 秒率 ………………………………… 36

A

ADA ……………………………… 173
air bronchogram sign ……………… 67
ALK …………………………………… 132
anti-neutrophil cytoplasmic antibody：
　ANCA ……………………………… 189

B

BNP ……………………………… 177

C

CAPiTA 試験 ……………………… 61
Clostridium difficile 感染症 ………… 48
CO_2 ナルコーシス ………………… 17
COP ………………………………… 143
COPD ……………… 36, 112, 116
COPD 増悪 ………………… 17, 104

D

DAD ……………………………… 157
diffuse panbronchiolitis：DPB ……… 166

E

EGFR ……………………………… 132

G

GERD ……………………………… 38

I

ICS ………………………………… 107
ICS／LABA ……………………… 107
IPF ………………………… 143, 151

K

Kerley's B line …………………… 176

L

LABA ……………………………… 107
LAMA ……………………… 116, 118
LAMA／LABA ………………… 116, 118

M

M. abscessus …………………… 72
Mycobacterium avium complex：MAC
　………………………… 72, 92, 189
M. kansasii ……………… 72, 82
MAC 抗体 ……………………… 189
Meigs 症候群 …………………… 171
MRSA …………………………… 48
MTX lung injury（MTX 肺傷害）
　……………………… 154, 155
Multidisciplinary discussion ……… 148

N

N95 マスク ……………………… 190
NTM ……………………… 71, 91
N- アセチルシステイン ………… 151

P

PANTHER 試験 ………………… 151
paradoxical reaction ……………… 91
pericardial fat ……………………… 8

Q

QFT …………………………… 85, 90

R

rheumatoid arthritis-associated
　interstitial lung disease：RA-ILD
　………………………………… 155

S

Sinobronchial Syndrome：SBS ……… 165

T

tree-in-bud ……………………… 66
T-SPOT …………………………… 189

W

wheezes ………… 36, 97, 100, 102

日本語

あ

悪性胸水·······171
悪性胸膜中皮腫·······138, 173
アクリジニウム臭化物·······119
アジスロマイシン·······44
アストマリ®·······31
アズマネックス®·······38, 108
アセチルシステイン·······25
アデノシンデアミナーゼ·······173
アドエア®·······98, 107, 109
アドナ®·······191
アトピー咳嗽·······29, 38
アドレナリン·······192
アニュイティ®·······38, 108
アネメトロ®·······47
アノーロ®·······119
アミカシン·······73
アミノフィリン·······106, 110
アモキシシリン·······45
アモキシシリン／クラブラン酸·······45
アリムタ®·······131
アレセンサ®·······132
アレベール®·······25
アンピシリンノスルバクタム·······44

い

イピリムマブ·······135
医療ケア関連肺炎·······49
イレッサ®·······132
インダカテロールマレイン酸塩·······120

う

ウメクリジニウム臭化物·······119
ウメクリジニウム臭化物／
　ビランテロールトリフェニル酢酸塩
　·······119
ウルティブロ®·······119, 126

え

エクリラ®·······119
エタンブトール·······73
エチルシステイン·······25
エリスロマイシン·······165
エリプタ·······125
エンクラッセ®·······119
嚥下リハビリテーション·······53
塩酸モルヒネ·······29

お

黄色爪症候群·······171
桜皮エキス·······25
オーキシス®·······120
オーグメンチン®·······45
オキシマスク™·······19
オノン®·······111
オフェブ®·······143
オプジーボ®·······132
オルベスコ®·······38, 108
オンブレス®·······120

か

界面活性剤·······25
かぜ症候群·······11
喀血·······186
カナマイシン·······73
カルバゾクロム·······191
間質性肺炎·······134, 140, 146, 150
関節リウマチ·······89, 154

き

キイトルーダ®·······132
気管支拡張症·······164, 187
気管支鏡·······181, 192
気管支動脈塞栓術·······192
気道過敏性検査·······111
気道粘液修復薬·······25
気道粘液溶解薬·······25
気道粘膜潤滑薬·······25
気道分泌促進薬·······25
キプレス®·······111
吸入ステロイド薬·······37, 98, 106
吸入長時間作用性β_2刺激薬
　·······98, 107, 118
吸入長時間作用性抗コリン薬·······116, 118
キュバール®·······38, 108
胸水·······138, 170
胸部CT写真·······10
去痰薬·······22
禁煙·······117

く

クォンティフェロン·······85, 90, 189
クラビット®·······45
クラリスロマイシン·······73, 165
クリアナール®·······25
グリコピロニウム臭化物·······119
グリコピロニウム臭化物／インダカテロール

マレイン酸塩 …………………………… 119
クリンダマイシン………………………… 48
グレースビット® …………………………… 73

け

結核……………………………………… 76
結核性胸膜炎…………………………… 171
血痰……………………………………… 186
原発性肺高血圧症……………………… 27

こ

膠原病関連間質性肺疾患……………… 142
抗好中球細胞質抗体…………………… 189
誤嚥性肺炎……………………… 46, 53
呼吸機能検査…………………………… 101

さ

ザーコリ® ……………………………… 132
サイトメガロウィルス肺炎……………… 152
サルメテロールキシナホ酸塩…………… 120
サワシリン® …………………………… 45

し

シーサール® …………………………… 31
シーブリ® …………………… 119, 126
ジオトリフ® …………………………… 132
ジカディア® …………………………… 132
シクレソニド…………………………… 108
ジスロマック® ………………………… 44
シタフロキサシン………………………… 73
市中肺炎………………………………… 42
シムビコート® ………… 98, 107, 109
車前草エキス末………………………… 25
小細胞肺がん…………………………… 131
初期悪化………………………………… 91
食道静脈瘤……………………………… 187
植物由来去痰薬………………………… 25
シングレア® …………………………… 111
心原性肺水腫…………………………… 175
心不全…………………………………… 171

す

ステロイド……………………………… 151
ステロイドパルス療法…………………… 136
ストレプトマイシン……………………… 73
スパイロメトリー………………………… 101
スピオルト® …………………………… 119
スピリーバ® ………………… 118, 126
スペリア® ……………………………… 25
スルペラゾン® ………………………… 43

せ

生物学的製剤…………………………… 88
咳喘息………………………… 38, 96
セネガ…………………………………… 25
セフォタキシム………………………… 44
セフォタックス® ……………………… 44
セフトリアキソン………………………… 44
セレベント® …………………………… 120
喘息……………………… 36, 38, 96, 100, 106

そ

ゾシン® …………………… 43, 46, 48
ソル・メドロール® …………………… 136
ゾレア® ………………………………… 110

た

大葉性肺炎……………………………… 67
タグリッソ® …………………………… 132
ダラシン®-S …………………………… 48
タルセバ® ……………………………… 132
短時間作用性β₂刺激薬 ……………… 37

ち

チオトロピウム臭化物
　／オロダテロール塩酸塩……………… 119
チオトロピウム臭化物水和物…………… 119
チスタニン® …………………………… 25
チロキサポール………………………… 25
鎮咳薬…………………………………… 28

て

低アルブミン血症………………………… 171
テオフィリン……………… 106, 110, 122
デキストロメトルファン臭化水素酸塩錠®
　……………………………………… 31
テセントリク® ………………………… 133

と

特発性喀血症…………………………… 188
特発性器質化肺炎……………………… 143
特発性肺線維症………………… 143, 151
ドセタキセル…………………………… 131
トラネキサム酸………………………… 191
トランサミン® ………………………… 191

に

二次性肺高血圧症……………………… 27
ニューモシスチス肺炎…………………… 152
ニューモバックス® …………………… 58

ニンテダニブ······························143

ぬ

ヌーカラ® ·····························110

の

膿胸····································171

は

バーチャル気管支鏡·····················182
肺アスペルギルス症··············81, 188
肺炎随伴性胸水·························171
肺がん···························35, 130
肺カンサシ症····························82
肺結核······················35, 64, 80, 88
肺高血圧症·····························27
麦門冬湯·······························31
パクリタキセル························131
鼻洗浄·································166
鼻噴霧用ステロイド·····················166
パルミコート®······················38, 108
ハンディヘラー·························118

ひ

ヒアルロン酸·······················138, 173
非結核性抗酸菌··························70
非結核性抗酸菌症
　················76, 88, 91, 165, 187
非小細胞肺がん·························131
ヒスタミンH_1受容体拮抗薬········29, 37
ビソルボン®·····························25
ピペラシリン／タゾバクタム··············48
ヒポクラテス症候群······················99
びまん性汎細気管支炎·············164, 166
びまん性肺胞傷害·······················157
日和見感染症··························152
ピルフェニドン·························143
ピレスパ®·····························143

ふ

ファセンラ®·····························110
フィニバックス®·························43
副鼻腔炎·······························165
副鼻腔気管支症候群·····················165
ブデソニド·····························108
ブデソニド／
　ホルモテロールフマル酸塩水和物······109
フドステイン····························25
プラチナ併用療法······················131
フルタイド®·······················38, 108

フルチカゾンフランカルボン酸エステル
　···································108
フルチカゾンフランカルボン酸エステル／
　ビランテロールトリフェニル酢酸塩水和物
　···································109
フルチカゾンプロピオン酸エステル······108
フルチカゾンプロピオン酸エステル／
　サルメテロールキシナホ酸塩··········109
フルチカゾンプロピオン酸エステル／
　ホルモテロールフマル酸塩水和物······109
フルティフォーム®·····················109
プレドニゾロン·························136
プレドニン®····························136
プレベナー®····························58
ブロチン®······························25
プロトンポンプ阻害剤····················38
ブロムヘキシン··························25
分泌細胞正常化薬························25

へ

ペクタイト®·····························25
ベクロメタゾンプロピオン酸エステル
　···································108
ベコタイド®····························106
ベンラリズマブ·························110

ほ

蜂巣肺·································143
ボスミン®······························192
ホルモテロールフマル酸塩水和物········120

ま

マイコプラズマ··························44
マクロライド系抗菌薬····················164
慢性咳嗽·······························34

み

ミノサイクリン··························44
ミノマイシン®···························44

む

ムコソルバン®····························23
ムコダイン®·····························23
ムコフィリン®···························25

め

メジコン®···························28, 31
メチルシステイン························25
メチルプレドニゾロン···················136
メトトレキサート·················93, 154

メトロニダゾール·······················47
メプチン®··························37
メロペン®··························43
免疫チェックポイント阻害剤······132, 134
免疫抑制剤······················93, 151

も

モメタゾンフランカルボン酸エステル
·····························108

や

ヤーボイ®························135
薬剤性肺障害······················154

ゆ

ユナシン®-S·····················42, 46

り

リキッドバイオプシー·················132
リファンピシン·····················73
緑膿菌···························165
リンコデ························28, 30

れ

レジオネラ·························44
レスピマット······················118
レボフロキサシン····················45
レルベア®······················98, 109

ろ

ロイコトリエン受容体拮抗薬······106, 111
漏出性胸水·······················171
ロセフィン®······················42
ロフルミラスト·····················122

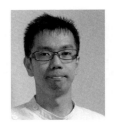

【著者略歴】

倉原 優（くらはら ゆう）

国立病院機構近畿中央胸部疾患センター内科医師。

2006年滋賀医科大学卒業。洛和会音羽病院を経て2008年より現職。日本内科学会総合内科専門医，日本呼吸器学会呼吸器専門医・指導医，日本感染症学会感染症専門医。インフェクションコントロールドクター。

人気ブログ「呼吸器内科医」（http://pulmonary.exblog.jp/）の管理人としても知られ，海外文献の和訳などを多数執筆している。

【著書】

「『寄り道』呼吸器診療」（シーニュ），「ポケット呼吸器診療」（シーニュ），「呼吸器診療ここが『分かれ道』」（医学書院），「COPDの教科書」（医学書院），「呼吸器の薬の考え方，使い方」（中外医学社），「咳のみかた，考え方（中外医学社）」，「本当にあった医学論文」シリーズ（中外医学社），「ねころんで読める呼吸のすべて」シリーズ（メディカ出版），「気管支喘息バイブル」（日本医事新報社），「成人吸入薬のすべて」（日本医事新報社），ほか。

非呼吸器科医へささげる　呼吸器診療に恐怖を感じなくなる本

2018年4月20日　第1版第1刷 ©
2018年7月20日　第1版第2刷

著　　　者	倉原　優　KURAHARA, Yu
発 行 者	宇山閑文
発 行 所	株式会社金芳堂
	〒606-8425 京都市左京区鹿ヶ谷西寺ノ前町34番地
	振替 01030-1-15605　電話 075-751-1111（代表）
	http://www.kinpodo-pub.co.jp/
組　　　版	株式会社データボックス
印　　　刷	亜細亜印刷株式会社
製　　　本	有限会社清水製本所

落丁・乱丁本は直接小社へお送りください. お取り替え致します.

Printed in Japan
ISBN978-4-7653-1751-1

JCOPY　＜(社)出版者著作権管理機構 委託出版物＞

本書の無断複写は著作権法上での例外を除き禁じられています. 複写される
場合は, その都度事前に, (社)出版者著作権管理機構（電話 03-3513-6969,
FAX 03-3513-6979, e-mail: info@jcopy.or.jp）の許諾を得てください.

●本書のコピー, スキャン, デジタル化等の無断複製は著作権法上での例外
を除き禁じられています. 本書を代行業者等の第三者に依頼してスキャンや
デジタル化することは, たとえ個人や家庭内の利用でも著作権法違反です.